普通高等教育“十一五”国家级规划教材
全国医学高等院校教材

医用物理学实验

（第二版）

主　编　喀蔚波
副主编　孙大公　严华刚
编　者　（以姓氏笔画为序）
王　铭（北京大学医学部）
孙大公（北京大学医学部）
许莉莉（首都医科大学）
严华刚（首都医科大学）
吴　瑞（首都医科大学）
苑桂红（北京大学医学部）
郭学谦（首都医科大学）
高　嵩（北京大学医学部）
喀蔚波（北京大学医学部）

北京大学医学出版社

YIYONG WULIXUE SHIYAN

图书在版编目（CIP）数据

医用物理学实验/喀蔚波主编．—2 版．—北京：北京大学医学出版社，2008.11（2015.7 重印）

ISBN 978-7-81116-310-0

Ⅰ．医…　Ⅱ．喀…　Ⅲ．医用物理学—实验—高等学校—教材　Ⅳ．R312-33

中国版本图书馆 CIP 数据核字（2008）第 154802 号

医用物理学实验（第二版）

主　　编：喀蔚波
出版发行：北京大学医学出版社
地　　址：（100191）北京市海淀区学院路 38 号　北京大学医学部院内
电　　话：发行部 010－82802230；图书邮购 010－82802495
网　　址：http：//www. pumpress. com. cn
E－mail：booksale@bjmu. edu. cn
印　　刷：北京东方圣雅印刷有限公司
经　　销：新华书店
责任编辑：暴海燕　　**责任校对**：杜　悦　　**责任印制**：郭桂兰
开　　本：787mm×960mm　1/16　　**印张**：12　　**字数**：230 千字
版　　次：2008 年 11 月第 2 版　2015 年 7 月第 3 次印刷
书　　号：ISBN 978-7-81116-310-0
定　　价：20.00 元

序

物理学研究物质世界最基本的运动与变化的现象及其规律，任何复杂的、高级的物质运动和变化，包括化学的、生物的和地学的运动、变化都是由最基本的物理运动和变化构成的。因此，物理学是一切自然科学或物质科学的基础，物理学的研究和思维方法贯穿渗透在所有自然科学研究中。历史上，物理学的研究曾极大地推动了人类科学思维能力的发展，奠定了机械唯物主义的基础，并使之进一步发展到辩证唯物主义。学习物理学对形成人的正确科学思维能力和提高科学素养发挥着重要作用。

物理学是一门实验科学。通过实验建立物理现象之间的因果关系，确定描述物理现象各参量之间精确的数量规律；物理理论最终要靠实验来验证。物理实验包含现象的观察描述、参数的提取测量、结果的处理分析、结论的归纳总结等等，当然还要有实验构思的形成、实验步骤的设计、仪器装置的制备等。物理学实验具有自己整套的原理、方法和技术体系。这样，学习实验原理、方法与技术成为学习物理学的必要内容。

医学是建立在研究人体生理病理过程的自然科学基础上的一门科学，同时又受人的心理和精神的重要影响而强烈地感受着人文社会科学因素的作用，它实际上是一门文理融会的学问。医学生既要有坚实的自然科学素养，还要具备厚重的人文情怀。物理学的修养是医学生建立实事求是的、科学的理性思维素养的一条重要途径。更何况当代医学诊断，乃至治疗技术都大量渗透了物理学的原理、方法和技术，从 X 射线、超声波、放射性、光谱、激光、计算机断层扫描（CT），直到磁共振和磁共振成像，可以说，物理学上的重大突破、创新进展、及其延伸出来的传感、变换与控制元件和各种先进仪器设备的诞生，都会直接、间接地对医药卫生事业产生积极影响。医学生掌握了先进的物理原理和方法技术，必将对医药业务和学科的发展产生创造性的作用。因此学习物理学与物理学实验对医学生是必不可少的。

和一般理工科大学物理课程教学，特别是物理实验教学相比，医药专业普遍有实验学时有限、仪器设备投入相对较少的状况。中国医学教学如何在这样的具体情况下，最大限度地使学生能够得到比较充分的物理实验训练？中国医学物理教学的同行们为此做了大量探索。北京大学医学部公共教学部物理教研室和首都医科大学生物医学工程学院物理教研室的教师经过十多年的研究探索，在北京大学医学部原有的《物理实验》（2003 年北京大学医学出版社出版）教材基础上，重新编写了这本《医用物理学实验》教材。这本教材的特点就是：坚持物理学的基础地位，强调物理课程在培养学生科学素质方面的重要作用，反对偏狭地着重应用和单纯将物理课程作为工具服务于后续医药专业课程的观念。这些无疑都是正确的。以喀蔚波为首的本书编者们为此着实花费了许多心血。他们根据物理学发展，结合我国的实际情况和医药专业的要求，设计了 22 个实验，并且把它们区分为基础性、综合性实验，设计性实验，近代物理实验和医学物理实验四个不同部分。教材充分反映了与医学适应的现代物理学进展，对每个实验的处理不仅要使学生学会仪器的操作、数据的测量和结果的获得，而且着重强调要学生懂得原理，学会物理的思维方法，从而锻炼出创造性地解决实际问题的能力。为此，几乎为每一个实验配备了思考题。在描述 22 个实验之前，还以“实验数据的处理”作为全书的先导。这是非常必要的。在我看来，这不仅是向学生介绍误差概念和数据处理方法，而且是建立一种重要的科学的基本概念，即人的任何具体认识，包括科学数据都是相对的，科学要不断追求测量的精密和准确，科学数据的任何进一步精确化，小数点后面多一位有效数字，就意味着新的科学认识的诞生。科学就是这样不懈地求索着。

这本教材带给医学生的不仅是一种从事医药事业的手段和工具，更是一种对追求科学的人生态度和人生的科学态度的启示。

王义道

2008 年 9 月 30 日

第二版前言

《物理实验》出版以来，作者于2003年起有幸全程参与了教育部高等学校物理学与天文学教学指导委员会物理基础课程教学指导分委员会制定《理工科类大学物理课程教学基本要求》和《理工科类大学物理实验课程教学基本要求》(2008年版)（高等教育出版社2008年出版）的工作。同时，作为教育科学“十五”国家规划课题“21世纪中国高等学校农林/医药类专业数理化基础课程的创新与实践”医药类物理子课题的负责人，作者主持了医药类专业物理课程教学现状的调查、医药类专业本科物理课程的目标与定位以及医药类专业本科物理理论课和实验课教学内容和课程体系的创新与实践等项目的研究工作。这些经历使我们对国内高等教育的形势、国家对高等教育的要求、国内高等学校物理实验基础课程教学改革的成果以及医药类专业物理实验课程教学的现状有比较深入的了解和分析。我国高等教育经历了规模上的跨越式发展，已经进入了全面提高教育质量的新阶段。而物理课程在医药人才培养中的地位和作用，我们认为应坚持物理基础，强调物理课程在培养学生科学素质方面所起的重要作用；反对过多偏重医学应用，将物理课程作为后续医药专业基础课程和专业课程的工具。医药院校物理教师应充分认识到包括物理实验在内的物理基础课程绝不仅仅是提供一些基本的物理知识，而在医药人才培养中具有其他课程不能替代的重要作用。我们正是本着这样的指导思想完成本书的改编工作，同时我们也将部分教学研究成果反映在这本教材中。

在《医用物理学实验》的改编过程中，我们参照《理工科类大学物理实验课程教学基本要求》(2008年版)，并结合医药类专业物理实验课程的现状和特点明确将22个实验分为基础性、综合性实验，设计性实验，近代物理实验及医学物理实验4个部分。基础性、综合性实验是物理实验的基础，使学生掌握基本的实验思想、实验方法和实验手段，训练实验操作技能。在此基础上，通过设计性实验逐步提高学生综合运用所学知识和技能解决实际问题的能力。考虑到医药院校较难找到相关物理参考文献的实际困难，我们在设计性实验中仍然较详细地给出了实验原理，以减轻学生的负担。为改变目前医药院校物理实验设备相对陈旧、落后的状况，并考虑到近代物理在医学基础研究及临床诊断、治疗中所发挥的重要作用，专门设立了近代物理实验部分。最后，在医学物理实验部分介绍物理在医药学中的应用。本书实验内容在原《物理实验》16个实验的基础上增加了信息光学综合实验和超声波特性研究 2 个实验，以及以首都医科大学《物理实验（讲义）》为基础修改而成的静电场模拟、牛顿环法测定透镜的曲率半径、用拉伸法测金属的杨氏模量及分光计的调节和应用等 4 个实验。同时也对原《物理实验》中的其他实验进行了改写和补充，半数以上的实验作了较大的改动。书中为突出重点，将一些扩展性内容以“提示”方式与正文分开，或以附录形式列于实验后。

本书在实验的选择和设计上与国内其他医药院校使用的物理实验教材相比有以下特点：1. 实验内容、实验仪器和实验手段的现代化仍保持较高水平。本书在原《物理实验》中 3 个近代物理实验的基础上，又增加了包括全息照相、阿贝成像及空间滤波的信息光学综合实验。信息光学不仅在近代科学技术中有着广泛的应用，而且有助于激发学生的学习兴趣、促进学生思考，加深对光学现象的理解。据我们所知，这是首次将阿贝成像及空间滤波实验引入医药专业物理实验。近年来，许多医药院校已经意识到应在物理实验中加强近代物理实验内容，但由于经费等原因，一些院校选择使用计算机仿真实验代替动手操作的实验。这显然是有悖于物理实验的实践性特点。计算机仿真实验特别适用于通过网络进行远程教学以及预习时了解实验原理和熟悉仪器操作，而用计算机设计虚拟仪器强调了学生主动学习和创新能力的培养。但作为动手操作实验的补充，它们不能简单代替动手操作实验。2. 更注重物理思想、方法在医学中的应用。考虑到学生的专业特点，医药类专业物理实验一定要与医学应用相结合，这已经是医药院校物理教师的共识。但国内许多院校的做法是我们不敢苟同的，我们认为物理实验结合医学应用的目的是让学生了解、掌握用物理学的方法和技术解决实际问题的思路，而不是训练学生掌握某些医疗仪器的使用，因为这是物理课程。因此，我们不赞成一些医药院校在物理实验中安排心电图仪或 A 型超声仪的使用等内容。例如，本书新增的超声波特性研究实验的物理内容要比 A 型超声仪的超声测距丰富，包括超声波的三种波型及波型转换，超声波的反射、折射特性和超声测长等实验内容。本书除 4 个医学物理实验外，温度传感器的特性及其应用、用旋光计测定糖溶液的浓度、狭义相对论动能-动量关系的实验研究、用光学多道分析器研究氢原子光谱和核磁共振等 5 个实验也与物理学在医药学中的应用密切相关。我们认为本书中所有与医药学结合的实验，其物理原理及医学应用要比测量人耳的听阈曲线等实验更有意义。

全国高等学校教学研究会副理事长、教育部高等学校文化素质教育指导委员会顾问、北京大学王义遒教授应邀为本书作序。令我们非常感动和钦佩的是，他在序中不仅肯定了我们所做的努力，而且对物理学、物理实验及其在医学中的应用理解得非常深刻。这对指导物理学、物理实验的教学具有重要意义，需要我们医药专业物理教师认真领会，并在教学实践中贯彻、实施。在此向王义遒教授表达我们的敬意及深深地感谢。

《医用物理学实验》可供医药类所有专业学生使用，也可供生物医学工程等相关专业学生使用。各校可根据学时、专业的不同选择其中部分实验。在《物理实验》部分实验安排选做内容的基础上，本书中更多的实验给出了选做内容，可供有进一步学习要求的学生选择使用，以满足个性化教学的需求。

本书由北京大学医学部公共教学部物理教研室及首都医科大学生物医学工程学院物理教研室的部分教师共同编写，喀蔚波负责全书的统稿和定稿。高等学校国家级名师奖获得者、中国科学技术大学霍剑青教授阅读了书稿，并提出了宝贵的意见和建议，对提高本书的质量和水平起了重要作用，在此表示衷心的感谢。衷心感谢北京大学医学部及教育处多年来对物理学课程的支持、帮助；感谢北京大学医学出版社为本书出版所作的努力。北京大学医学部物理教研室参与编写《物理实验》的全体人员以及首都医科大学物理教研室参与编写《物理实验（讲义）》的全体人员也为本书做出了贡献，在此一并表示感谢。

由于编者水平有限，加之受到仪器设备的限制，书中难免存在一些问题，甚至谬误，恳请读者提出指正。

喀蔚波

2008 年 10 月

第一版前言

《物理实验》是在北京大学医学部（原北京医科大学）医学物理教研室使用多年的《物理学实验》（讲义）基础上修改、补充而成。

国内医学院校开设的物理实验最早大多是照搬理工科院校物理实验的内容和模式，但与理工科院校相比，医学院校物理实验普遍存在着课时少，设备投入少，学生重视程度不够等情况，这使得医学院校物理实验教学的水平与理工科院校的差距逐渐加大。另一方面，现代医学在基础研究及临床诊断治疗中已大量运用了近代物理学原理和技术。例如：用于元素成分和分子结构研究的各种光谱分析技术；用于肿瘤放射治疗及核医学成像的核放射技术以及 X 射线计算机断层扫描（CT）、磁共振成像（MRI）等断层影像技术。因此，医学生与理工科学生相比更需要学习、掌握近代物理的知识以及现代实验方法及实验技术。这就造成了医学院校物理实验内容及实验仪器设备陈旧老化与学生需求不断增加之间的矛盾，这种情况显然不符合培养 21 世纪高素质医药学人才的要求。我们从 20 世纪 80 年代开始就在思考如何使物理实验充分体现医学院校的特点，让学生既能了解、掌握基本的物理实验方法和手段，又能接触到某些物理技术、手段在医学中的应用。通过多年来的探索和实践，我们认识到物理实验应定位在培养医学生的理科素质上，即培养学生用物理学的思想和方法分析、解决问题的能力，同时在教学形式上应更多地体现学生的学习主体地位。在物理实验内容的安排、设计上应具有一定的灵活性，给学生一定的选择余地并适应不同学制学生的需求。

1998 年在原北京医科大学各级领导的大力支持下，使我们有条件对物理实验进行较大的改革。根据坚持物理基础、增加现代内容、结合医学应用的基本原则，我们把这次改革的重点放在物理实验的现代化上，即实验内容现代化，实验仪器及实验手段现代化，并尽可能结合医学应用。根据医学院校的特点和需要，新增了验证相对论动能-动量关系、氢原子光谱、核磁共振等近代物理实验；并将测量血液黏度及用激光衍射法测量红细胞变形性两个实验作为选作内容。这样物理实验在内容上就包括了普通物理实验、近代物理实验和医学物理实验三个部分，更符合医学生的特点。除了实验内容现代化以外，实验仪器和实验手段的现代化也是这次改革的一个重点。例如，随着近年来计算机技术的飞速发展，利用计算机对数据进行采集、处理广泛应用于包括医学在内的各领域，因此我们在4个实验中引入计算机对数据进行实时采集、处理。

随着物理实验内容的改革，我们对原《物理学实验》讲义进行了多次修改和补充，除编写了新增实验内容外，还改写、充实了保留的实验内容，删除了多年来一直不做的实验内容。经过3年多的教学实践并根据同学们提出的意见和要求，对个别实验的内容进行了调整和改进，形成了现在的《物理实验》。

这本《物理实验》是供所有医药类专业学生使用的。由于物理实验的课时较少，没有时间完成书中全部实验，可根据学生的专业、学制选择其中部分实验。如对7年制、6年制或5年制的学生可以选择部分普通物理实验和全部近代物理实验；而对夜大或大专的学生则可以多做一些普通物理实验，少做一些近代物理实验。为培养学生的理科素质和分析问题、解决问题的能力，在一些实验中学生可选择不同的实验方法甚至部分实验内容；一些实验中给出了可以选做的内容。由于实验设备的限制，实验十五、实验十六两个医学物理实验还无法对全体学生开放，我们考虑可以作为个别优秀学生的选做实验。以体现因材施教的教育原则。

在本书出版之际，我们衷心感谢几十年来医学物理教研室所有对物理实验建设做出过贡献的同志，特别是王鸿儒、沈树声、戴学勋、文宗曜等同志组织编写、修改了原《物理学实验》讲义，并曾组织、实施了历次物理实验改革；张晓华、邓德宁等同志参加编写、修改了原《物理学实验》讲义。

本书还得到了北京大学医学部教育处及北京大学医学出版社的大力支持，并被列为北京大学医学部出版基金资助项目，在此一并表示感谢。

由于时间仓促加之水平有限，书中难免存在一些缺点、错误，恳请读者提出指正。

喀蔚波

2003年3月

目　录

绪　论

物理学是研究物质的基本结构、基本运动形式、相互作用及其转化规律的自然科学。在人类追求真理、探索未知世界的过程中，物理学展现了一系列科学的世界观和方法论，深刻影响着人类对物质世界的基本认识、人类的思维方式和社会生活，是人类文明的基石，在人才的科学素质培养中具有重要的地位。

物理学是实验的科学，人们通过观察物理现象，定量测量或测定物理量，并根据测量结果分析、确立这些物理量之间的关系，从而实现对物理规律的认识和证实。物理实验在物理学的建立发展过程中起着重要的和直接的推动作用，它是物理学的基础。对于已经建立起来的物理定律，如果和新的实验事实发生矛盾，就必须对原有理论加以修正和改造。物理学正是通过这样的过程不断发展、前进。同时，物理实验还有自身的特点以及一套实验知识、实验方法、实验技术等独特的内容。因此，物理实验和理论两门课程既有密切的联系，又有明显的区别。物理实验还是科学实验的先驱，体现了大多数科学实验的共性，具有丰富的实验思想、方法、手段，同时能提供综合性很强的基本实验技能训练。物理实验在树立科学的世界观、培养学生严谨的治学态度、活跃的创新意识、理论联系实际和适应科技发展的综合应用能力等方面具有重要作用。

物理实验的内容极为广泛，在实验思想、实验方法以及实验手段等方面是各学科科学实验的基础。它的实验方法和测量技术被广泛地应用在其他科学技术中。物理学原理、方法和技术的应用不断推动着医学的发展。例如体温计、血压计的使用使医学进入定量测量的时代。光学及电子显微镜使人们看到了细胞、毛细血管网以及细菌甚至病毒，这不仅为细胞学说的创立奠定了基础，也使医生研究致病原因及其治疗方法成为可能。X 射线的发现揭开了医学影像和肿瘤放射治疗的序幕，同时 X 射线衍射为最终确定 DNA 分子的双螺旋结构起了关键作用。目前，以物理学，特别是近代物理学原理、技术为基础的现代医学影像技术已经广泛应用于临床医学的各个领域，它不仅可以提供丰富的组织与器官的形态学信息，还可以提供大量组织与器官的功能性信息和细胞的物质与能量代谢信息，这对医生做出准确的临床诊断是非常重要的。物理学实验技术也为生命科学基础研究提供了重要的工具，例如X射线衍射技术、核磁共振技术、电子衍射技术等已在结构生物学中起着极其重要的作用；各种时间分辨的光谱和能谱技术、特别是荧光标记技术对活细胞内分子的动态行为已能给出生动的描述；扫描探针技术已成为在微小的纳米世界中进行观察和操控的重要手段。从已有多位物理学家或物理背景的科学家获得了诺贝尔生理学及医学奖也可以看出物理学对现代医学发展所做的贡献。由于物理学技术、方法已渗透到医学基础研究及临床诊断、治疗的各个方面，因此，医药专业的学生学习物理学及实验课程是非常必要的。通过物理学及实验课程的学习不仅可以掌握一定的物理学知识，为后续课程的学习及今后的工作打下坚实的物理学基础；更重要的是使学生掌握物理学的基本思想和研究方法，培养学生的科学素质和动手能力。使其在今后的工作中能够运用物理学的原理和方法解决临床及科研中的实际问题。

医药类专业学生学习物理实验课程的目的主要分为三个层次，第一是使学生受到基本实验方法和实验技能的训练（包括常用物理量的测量，基本物理仪器的原理和使用，实验数据处理的方法等）。第二是加深理解并补充课堂所学的物理学理论知识。相对理论课程，物理实验观察现象更加直观，而且可以在一定程度上改变实验条件，这些都有利于深入理解、掌握物理学知识。同时由于一般医药类专业物理学课时有限，有些重要的物理内容在理论课上很少涉及，因此在物理实验中安排了一些与医学应用有关的内容作为补充。第三是通过实验培养学生严肃认真、实事求是的科学工作作风，以及分析问题和解决问题的能力。其实，素质和能力的培养才是为医药类专业学生开设物理实验课程的最终目的。

为了达到上述目的，我们要求同学在实验前、实验中和实验后做到以下几点：

一、实验前预习。实验前作好充分的课前预习，是保证能够独立地顺利完成实验的基本条件。预习必须达到以下五点要求：

1. 了解实验的目的和原理。

2. 明确实验所用的方法及实验步骤。

3. 在实验报告上写好实验目的、仪器用具和实验原理，作为预习报告。

4. 了解实验中对各物理量的测量要求和记录方法，为此预习时应该在预习报告上画好记录实验数据的表格。

5. 把预习思考题的答案写在预习报告上。

二、实验过程中应该有最大的独立性（在教师指导下的独立工作）并发挥个人的积极性，要充分利用实验课的机会获取感性知识。必须严肃认真地观察现象，记录原始数据，不要把数据先记在草稿上再誊到实验报告上，更不要算好了再填上去，要培养清晰而整洁地记录原始数据的能力和习惯。在实验过程中要运用所学的知识积极思考如何进行合理而精确地测量、估算不确定度或误差的大小、分析产生测量误差的因素，并对实验现象作初步的分析。应该注意每个仪器的规格、性能和在全套实验装置中各种仪器的配备情况，训练正确和熟练的操作能力。在实验中还应注意人身安全，在实验室中接触激光、放射性物质等时必须严格执行安全防护操作规定。要爱护每一件仪器，遵守操作规程，并且要养成细致谨慎的实验习惯。在没有明了一件仪器的操作方法时，绝对不要盲目动手。

三、实验后，应在预习报告的基础上完成实验报告。实验报告是总结自己的实验结果而告之于人的，它应该是有事实，有计算，有分析，有结果；并且缮写整齐，图表明晰，重点突出，词句通顺，使人易于看懂。写实验报告也是学习的过程，它是今后撰写研究论文的初步训练。实验报告应包括下列内容：

1. 实验题目。

2. 实验时间、完成人及协助者（合作人）、仪器台号。

3. 实验目的。

4. 实验原理：用自己的语言简要地说明实验所根据的基本原理、所用的计算公式。

5. 仪器用具及实验条件：包括全部仪器和用具，主要仪器还应注明数量、规格及编号，以及实验环境和实验对象。

6. 实验数据：所有实验数据均应列表表示，必须记录原始数据。

7. 计算过程；要有必要的典型计算。

8. 实验结果及要求计算的误差或不确定度。

9. 指定的图表。

10. 思考题及讨论：通过预习、实验和完成实验报告，对实验有了较深的理解。在报告的最后一项里可以写上对实验结果和误差来源的分析，完成实验后的感想、体会以及改进实验的建议等。

（喀蔚波）

第一章 实验数据的处理

物理实验是用实验的方法研究各种物理规律，因此要定量测量出各个相关物理量的数值，然后对测量到的数据进行运算处理，得到所需要的结果。但从一系列实验数据中找出事物的规律是一个复杂的问题，而且由于实验条件、实验仪器的精确度的限制，使得测量结果必然有一定的误差。这就需要了解有关测量、数据处理及误差分析的知识。由于误差理论及数据处理方法涉及较多和较深的数学知识，我们在这里不可能对它作全面的介绍，只能讨论初步的误差理论和常用的数据处理方法。

§1 测量与误差

一、物理量的测量

测量是用实验的方法获得被测量量值的过程。对物理量进行测量是物理实验的重要组成部分，而对某物理量的大小进行测定，就是将此物理量与规定作为标准单位的同类物理量相比较，或者与规定作为标准单位的可借以导出该物理量的异类物理量相比较。这样测量可以分为两类。

1. 直接测量：是指将被测物理量与已标定好的仪器、量具进行比较，直接从仪器、量具上读出被测量大小的测量。例如：用米尺测量长度，用天平测量质量，用秒表测量时间，用电表测量电压、电流，用温度计测量温度等等，这些可以通过相应的测量仪器直接测得的物理量称为直接测得量。实际上能够进行直接测量的物理量并不多。

2. 间接测量：是根据被测量与某些直接测得量的函数关系，求出被测量量值的测量。例如测量铜柱的密度时，由直接测量得到铜柱的高度 h、直径 D 和质量 M 代入密度公式

$$\rho = \frac{M}{V} = \frac{4M}{\pi D^2 h}$$

确定铜柱密度。这种由一些直接测得量通过一定的数学关系式计算出来的物理

量称为间接测得量。大多数物理量的测量属于间接测量。

二、测量误差

对物理量进行测量的目的是希望确定被测量的真值。但在任何一种实际测量中，测量结果都只能是被测量的近似值。这首先表现为当在同样条件下对同一被测量重复进行多次测量（称为等精度测量），得到的结果一般都不会相同。对这类测量，没有任何充分的理由说某次测量一定比另一次更准确，只能认为每次测量的准确程度是相同的。其次，因受所用测量仪器精确度和分辨率的限制，获得的结果也不会绝对准确，真值无法确定。还有在测量过程中，被测量往往要对测量仪器施加作用才能获得测量结果，这意味着测量过程本身会改变被测量原来的状态，如用温度计测量温度。总之，这些因素都会使测量结果与被测量的真值之间存在差异。我们把测量值与被测量真值之差称为误差，若被测量 X 的测量值为 x，其真值为 a，则误差 ε 为

$$\varepsilon = x - a \tag{0-1}$$

上式定义的误差又称绝对误差，它反映了测量值偏离真值的大小和方向（即正负）。绝对误差有与被测量相同的单位和量纲。

绝对误差与真值之比称为相对误差，一般用百分数表示，即

$$\varepsilon_r = \frac{\varepsilon}{a} \times 100\% \tag{0-2}$$

相对误差没有单位和量纲。

误差和错误不同，错误是由于测量者不小心，或测量方法不正确所造成的。只要测量细心些，方法正确些，就能避免错误。但是误差是不可避免的，任何测量结果都可能有误差。随着科学的发展、人们经验的丰富和测量技术的提高，误差可以被控制得越来越小，但是不能使误差降低到零。误差产生的必然性已被实践所证实，也为人们所公认。

实际上由于不知道真值（确定真值是我们测量的目的），误差也无法确知。所以在此情况下，测量的任务是：1. 给出被测量真值的最佳估计值；2. 给出真值最佳估计值的可靠程度的估计。

最佳估计值必定最接近真值，在实际测量中经常采用此最佳值来近似地代替真值计算误差。为了减小误差，就要分析在测量过程中误差产生的根源。误差按其产生的原因、性质和特点可以分为三类：

1. 系统误差：是由某些确定的原因产生的，对于测量结果的影响也是确定的，即绝对误差的大小和符号保持恒定，或按照一定规律变化。

2. 随机误差：是由不确定的原因产生的，对测量结果的影响也是随机的、不确定的。

3. 过失误差：由于读数错误、记录错误、操作错误以及仪器故障等原因产生的。这类数据必须舍去不要。

§2 系统误差的分析与处理

在观测者、仪器、测量方法和环境等条件相同的情况下，多次测量同一物理量时，若测量结果总是向某一方向偏离，或按一定的规律变化，这样的误差称为系统误差。系统误差的来源主要有：

1. 仪器误差：是由于所用仪器本身的设计性能和制造加工不够完善而产生的误差。如仪器的刻度不准、天平的两臂不等、砝码的实际质量与标称值不符等等。

2. 理论（方法）误差：这是由于测量所依据的理论公式的近似性，或实验条件不能达到理论公式所规定的要求，或测量方法有缺陷所导致的误差。如用伏安法测电阻时，若不对电表内阻的影响进行修正，测得的电阻就有方法误差。

3. 环境误差：在测量过程中，周围的温度、气压、电磁场等环境条件的恒定的或有规律的变化引起的误差。

系统误差的特点是恒定的，不能用增加测量次数的方法使之减小。在实验中发现和消除系统误差是很重要的，因为它常常是影响实验结果准确程度的主要因素。系统误差可以分为两类。如果我们能够确定系统误差的数值，就可以把它从实验结果中加以扣除，消除它的影响。这类数值已知的系统误差称为已定系统误差，即误差的绝对值和符号已经确定，如螺旋测微计的零点读数，伏安法测电阻等。

另一类系统误差只知道它存在于某个大致范围，而不知道它的具体数值。这类系统误差称为未定系统误差。未定系统误差的绝对值和符号虽然不能确定，但通常可以估计出误差范围（即误差限）。如仪器的最大允许误差就属于这一类。

系统误差常常是测量结果误差的重要分量。在实验中应尽可能减小或消除系统误差。这首先要认真分析产生系统误差的各种原因，然后从以下三个方面着手消除。

1. 对于能够找到系统误差根源的，应在实验时予以消除。例如修正理论公式，校准实验仪器，创造符合要求的实验条件等等。

2. 有些产生系统误差的根源不可能完全消除，这时可以利用某些系统误差的特点，利用实验技巧，适当处理数据，改进测量方法等手段消除系统误差。

3. 在采取一些消除系统误差的措施后，还应对其他的已定系统误差进行分析和研究，给出修正值和修正公式，消除已定系统误差的影响。如螺旋测微计的零点读数就是一种修正值。

对于无法忽略又无法消除或修正的未定系统误差，可以用估计误差极限的方法进行估算，得出系统误差的范围。

§3 随机误差的分布和估算

随机误差是在重复测量中以不可预知方式变化的测量误差分量。其特点是在多次测量中，测量值时而偏大，时而偏小，不固定偏向一方，有偶然性。在实验前不能预测测得量将偏大或偏小，但在相同条件下对同一稳定被测量的多次重复测量中，随机误差分布常满足一定的统计规律。因此可以根据统计方法对随机误差进行估算。

一、随机误差的分布

实践和理论都证明在不考虑系统误差的情况下，测量次数足够多时大部分测量的随机误差服从正态分布的统计规律。正态分布又称高斯分布，它具有以下几个特征：

1. 单峰性：随机误差中绝对值小的误差出现的概率总是比绝对值大的误差出现的概率大。绝对值为零的误差出现的概率最大。

2. 对称性：随机误差绝对值相等的正、负两种误差出现的概率相同。

3. 有界性：随机误差的绝对值超过某一定值后，出现的概率为零。即随机误差的绝对值不会超过一定限度。

由此可以从数学上推导出正态分布的概率密度函数

$$f(\varepsilon)=\frac{1}{\sqrt{2\pi}\sigma}\exp\left(-\frac{\varepsilon^2}{2\sigma^2}\right) \qquad (0-3)$$

式中 ε 表示测量的随机误差，σ 是一个参数，其数值标志着随机误差的离散程度。正态分布概率密度函数的曲线如图 0-1 所示。函数 $f(\varepsilon)$ 表示在 ε 附近单位误差间隔内，误差值 ε 出现的概率。而对应随机误差在区间（ε，$\varepsilon+d\varepsilon$）内出现的概率为 $f(\varepsilon)d\varepsilon$。由此可以计算出误差出现在区间（$-\sigma$，$\sigma$）内的概率为0.683，其意义是：任一次测量，测量值的随机误差出现在 $-\sigma$ 到 σ 区间内的概率为68.3%。

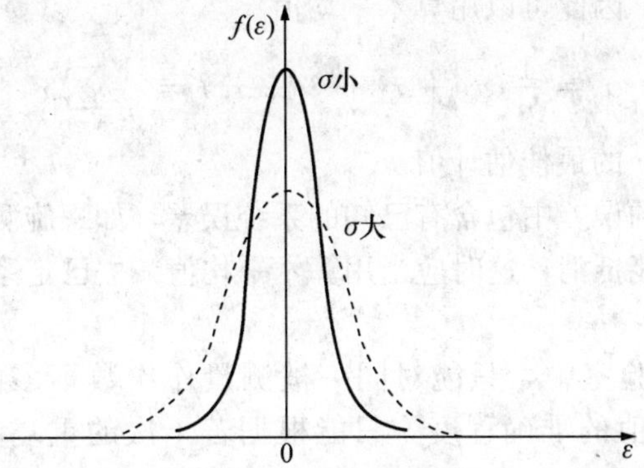

图 0-1 正态分布曲线

利用概率密度函数 $f(\varepsilon)$可以计算随机误差出现在任何区间（$-z\sigma$，$z\sigma$）内的概率 P

$$P(-z\sigma<\varepsilon<z\sigma)=\int_{-z\sigma}^{z\sigma}f(\varepsilon)\mathrm{d}\varepsilon \tag{0-4}$$

式中 z 为置信系数，$\pm z\sigma$ 为置信区间，P 为随机误差出现在 $\pm z\sigma$ 区间内的置信概率。由此可知随机误差出现在 $\pm\sigma$ 区间内的置信概率为 68.3%；出现在 $\pm 1.96\sigma$ 区间内的概率为 95.0%；出现在 $\pm 3\sigma$ 区间内的概率为 99.7%。

由于实际的测量次数总是有限的，特别是当测量次数很少时（如少于 10 次），测量列的误差分布将偏离正态分布，而更符合 t 分布。对于一般仪器的误差也不服从正态分布，而是服从均匀分布。但是仍然可以将正态分布看作最经典、最有用的分布。

二、算术平均值

在不考虑系统误差的条件下，对同一物理量进行多次反复测量时，根据随机误差的正态分布，较真值为大的偏差和较真值为小的偏差，出现的机会是接近相等的，即随机误差大多具有抵偿性。因此，由多次测量结果而得的算术平均值，就比所有各次测量结果更接近于被测量的真值。设 n 次测量值 x_1，x_2，…，x_n 的误差分别为 ε_1，ε_2，…，ε_n，真值为 a，则

$$(x_1-a)+(x_2-a)+\cdots+(x_n-a)=\varepsilon_1+\varepsilon_2+\cdots+\varepsilon_n$$

将上式展开整理后，等号两侧除以 n，得

$$\frac{1}{n}(x_1+x_2+\cdots+x_n)-a=\frac{1}{n}(\varepsilon_1+\varepsilon_2+\cdots+\varepsilon_n)$$

它表示算术平均值的误差，等于各测量值误差的平均，假如各测量值的误差只是随机误差，而随机误差有正有负，相加时可相互抵消，所以 n 越大，算术平

均值越接近真值。因此可以用算术平均值

$$\bar{x}=\frac{1}{n}(x_1+x_2+\cdots+x_n)=\frac{1}{n}\sum_{i=1}^{n}x_i \qquad (0-5)$$

作为被测量真值 a 的最佳估计值。

如当测量值的误差中包含有已知的系统误差（如螺旋测微计的零点读数），则相加时它们不能抵消，这时应当用算术平均值减去已定系统误差为被测量真值的最佳估计值。

在学校的实验室中，只能对同一被测量作次数不多的重复测量，为了近似地表达出测值的准确程度，只能根据若干次的重复测量来计算平均结果的误差。

三、标准偏差

具有随机误差的测量值将是分散的，例如对如下两组数值：

A	2.1	2.6	2.8	2.9	3.0	3.2	3.7
B	2.1	2.4	2.7	2.9	3.1	3.4	3.7

两组数都在 2.1 到 3.7 之间，平均值都是 2.9，但 A 组数比较向中间集中，B 组数则稍差。在有限次测量及被测量真值未知的情况下，可以用测量列的算术平均值代替真值来估算标准偏差 $s(x)$ 以表征测量结果的分散性，它的定义式为

$$s(x)=\sqrt{\frac{1}{n-1}\sum_{i=1}^{n}(x_i-\bar{x})^2} \qquad (0-6)$$

式中 n 为测量值个数。标准偏差是测量结果离散程度的量度，如果标准偏差比较小，表明这一列测量值大多数集中在它的平均值附近，随机误差分布范围窄，精密度高；如果标准偏差比较大，表明这一列测量值有较多的值距平均值较远，测量值比较分散，精密度低。计算这两组数据的标准偏差分别为 $s_A=0.50$，$s_B=0.56$，表现出它们分散程度上的差异。

四、算术平均值的标准偏差

测量值有随机误差，它们的算术平均值也必然有随机误差，由于求和时随机误差的抵消效应，算术平均值的误差绝对值较小，它的标准偏差 $s(\bar{x})$ 也应小于由（0-6）式求出的 $s(x)$ 值，可以证明 $s(\bar{x})$ 等于

$$s(\bar{x})=\frac{s(x)}{\sqrt{n}}=\sqrt{\frac{1}{n(n-1)}\sum_{i=1}^{n}(x_i-\bar{x})^2} \qquad (0-7)$$

式中 n 为测量值的个数。与 $s(\bar{x})$ 相比又称 $s(x)$ 为测量列的标准偏差。

五、标准偏差的统计意义

标准偏差小的测量值，表示分散范围较窄或较向中间集中，而这种表现又显示测量值偏离真值的可能性较小，即测量值的可靠性较高。

按误差理论的正态分布可知：

真值在 $[\bar{x}-s(\bar{x}), \bar{x}+s(\bar{x})]$ 范围内的概率为68%。

真值在 $[\bar{x}-1.96s(\bar{x}), \bar{x}+1.96s(\bar{x})]$ 范围内的概率为95%。

真值在 $[\bar{x}-2.58s(\bar{x}), \bar{x}+2.58s(\bar{x})]$ 范围内的概率为99%。

上述结果是指系统误差已消除时的情况。很明显 $s(\bar{x})$ 越小，包含真值的范围越窄，因而用平均值 $\bar{x}$ 作为真值的估计值就越可靠。

从（0-7）式可知，增加测量次数 n 将减小标准偏差 $s(\bar{x})$，对提高平均值的可靠程度是有利的。但是测量次数也不是越多越好，因为增加 n，测量时间就要延长，实验环境可能出现不稳定，实验者也要疲劳，这将引入新的误差。因此一般的原则是，在随机误差较大的测量中要多测几次，否则可少些，一般实验取4～10次为宜。

§4 测量不确定度

测量的目的是获得被测量在测量条件下的真值，但是在实际测量中，由于实验方法和测量器具的不完善，测量环境不理想、不稳定，实验者在操作上和读取数据时不十分准确等原因，都将使测量值偏离真值，因而测量值不能准确表达真值。在报道被测量的测量结果时，因为报道的是被测量的近似值，所以应同时报道对测量结果可靠性的评价，即给出对此测量质量的指标，测量不确定度就是测量质量的指标，是对测量结果残存误差的评估。

一、测量不确定度的概念

为了估计测量结果的可靠程度，把测量结果表示为：

$$X=x\pm U$$

式中：X 为待测物理量；x 为该物理量的测量值，它既可以是单次的直接测量值，也可以是相同条件下多次直接测量的算术平均值，还可以是经过公式计算得到的间接测量值；U 是一个恒为正的量，称为测量不确定度。上式表示待测物理量的真值有一定的概率落在测量值附近 $[x-U, x+U]$ 的范围内，这个概率就是置信概率，而区间［$x-U$，$x+U$］即为置信区间。若以估计标准偏差$u(\bar{x})$表示不确定度U，由于真值位于置信区间［$x-u(\bar{x})$，$x+u(\bar{x})$］中的概率为68%，即这时置信概率为68%，u称为标准不确定度。若要将置信概率增加到95%，置信区间应扩大至［$x-2u(\bar{x})$，$x+2u(\bar{x})$］，即不确定度$U=2u$，U称为扩展不确定度（简称不确定度）。目前，置信概率通常取95%，表示待测量真值位于［$x-U$，$x+U$］范围之中的概率不小于95%。

不确定度和误差是两个不同的概念。误差是指测量值与真值之差，一般情况下它虽然是未知的、但是一个确定的量，误差可能为正，可能为负，也可能十分接近于零；而不确定度是表示误差可能存在的范围，即随机误差和未定系统误差的联合分布范围。不确定度总是不为零的正值，它的大小可以按一定方法计算（或估计）出来。不确定度大，不一定误差的绝对值也大，两者不应混淆。

由于误差的来源不同，对测量值的影响不同，评定不确定度的方法也不同。不确定度可分为用统计学方法计算的A类分量和用其他（非统计）方法估算（或评定）的B类分量，将两者用方和根法进行合成，合成结果称为合成不确定度。

二、不确定度的估算方法

1. 不确定度A类分量

不确定度A类分量$u_A(x)$考虑的是多次等精度测量时由于随机因素对测量结果的影响，而随机因素产生的误差服从统计规律，因此不确定度A类分量$u_A(x)$可以用平均值的标准偏差表示，即

$$u_A(x)=\frac{t}{\sqrt{n}}s(x)=t\cdot\sqrt{\frac{1}{n(n-1)}\sum_{i=1}^{n}(x_i-\bar{x})^2}=t\cdot s(\bar{x}) \qquad (0-8)$$

式中：n为测量次数；t称为t因子，它的取值与测量次数和置信概率有关。当测量次数较少或置信概率较高时，$t>1$；当测量次数$n\geqslant10$且置信概率为68.3%时，$t\approx1$。在大多数普通物理实验中，为简便常取$t=1$。

2. 不确定度B类分量

当误差的影响仅使测量值向某一方向有恒定的偏离，这时不能用统计方法评定不确定度，其对测量结果的影响用不确定度B类分量$u_B(x)$表示。

不确定度B类分量$u_B(x)$可根据极限误差（或称最大允许误差）Δ及误差分布估算。极限误差Δ可以依据计量仪器说明书、鉴定书；或依据仪器的准确度等级；或粗略的依据仪器分度值及经验加以确定（一般可取仪器的分度值）。在物理实验中此类误差一般可视为均匀分布，则不确定度B类分量$u_B(x)$为

$$u_B(x)=\frac{\Delta}{\sqrt{3}} \tag{0-9}$$

3. 合成不确定度

对一物理量测定之后，要计算测得值的不确定度，由于其测得值的不确定度来源不止一个，所以要合成其不确定度。首先对实验过程进行分析，找出所有影响测量结果的不确定度来源，并分为A类分量或B类分量。分别计算出各不确定度分量，采用方和根法计算合成不确定度 u：

$$u=\sqrt{u_A^2+u_B^2} \tag{0-10}$$

由此得到测量结果的标准不确定度 u。在合成时所有不确定度A类分量和B类分量都是完全等价的。

§5 测量结果的表示

报道测量结果时，除给出被测量的最佳估计值的数值和单位外，还应给出对其可靠程度的评定（不确定度）。数值、单位和不确定度是完整表示一个物理量的三个要素。下面分别讨论直接测量和间接测量结果不确定度的计算方法以及测量结果的最终表示。

一、直接测量结果的不确定度

1. 单次测量结果的不确定度

有些实验由于主、客观的原因，只进行一次测量。其测量结果的误差主要来源于实验仪器，测量结果的不确定度可用不确定度B类分量（0-9）式表示。

2. 多次测量结果的不确定度

多次等精度测量的结果可以减小测量误差的随机部分，在排除了系统误差后。使测量结果的算术平均值更接近真值。为了表示某直接测得量 n 次等精度测量结果的不确定度 u，首先需计算出A类分量 u_A，再估算出B类分量 u_B，然后将两者用方和根法合成，即可得到合成不确定度 u。

二、间接测量结果的不确定度

间接测得量是通过直接测得量计算得到的，它的误差（或不确定度）也是由直接测得量的误差（或不确定度）传递而来的。

1. 一般的误差传递公式

设直接测得量为 x，y，z，…，可以是单次测量值，也可以是多次测量值，它们与间接测得量 N 有如下的函数关系

$$N=f(x,y,z,\cdots) \tag{0-11}$$

其算术平均值为

$$\overline{N}=f(\overline{x},\overline{y},\overline{z},\cdots) \tag{0-12}$$

对上述函数式进行全微分，并将 dx，dy，dz，…，改写为 Δx，Δy，Δz，…，在取最大误差的原则下，使各项绝对值相加而得到绝对误差的传递公式

$$\Delta N=\left|\frac{\partial f}{\partial x}\right|\cdot|\Delta x|+\left|\frac{\partial f}{\partial y}\right|\cdot|\Delta y|+\left|\frac{\partial f}{\partial z}\right|\cdot|\Delta z|+\cdots \tag{0-13}$$

式中 Δx，Δy，Δz，…，为直接测得量 x，y，z，…，的绝对误差。

间接测得量的相对误差传递公式为

$$\frac{\Delta N}{N}=\left|\frac{\partial f}{\partial x}\right|\cdot\left|\frac{\Delta x}{N}\right|+\left|\frac{\partial f}{\partial y}\right|\cdot\left|\frac{\Delta y}{N}\right|+\left|\frac{\partial f}{\partial z}\right|\cdot\left|\frac{\Delta z}{N}\right|+\cdots \tag{0-14}$$

2. 合成不确定度的传递公式

由于不确定度可以较好地评定测量结果的可靠程度，测量结果常以不确定度表示。间接测得量的合成不确定度传递公式为

$$u(N)=\sqrt{\left[\frac{\partial f}{\partial x}u(x)\right]^2+\left[\frac{\partial f}{\partial y}u(y)\right]^2+\left[\frac{\partial f}{\partial z}u(z)\right]^2+\cdots} \tag{0-15}$$

$$\frac{u(N)}{N}=\sqrt{\left[\frac{\partial f}{\partial x}\cdot\frac{u(x)}{N}\right]^2+\left[\frac{\partial f}{\partial y}\cdot\frac{u(y)}{N}\right]^2+\left[\frac{\partial f}{\partial z}\cdot\frac{u(z)}{N}\right]^2+\cdots} \tag{0-16}$$

式中 $u(N)$，$u(x)$，$u(y)$，$u(z)$，…，分别为间接测得量 N，及直接测得量 x，y，z，…，的合成不确定度。

三、测量结果的最终表达式

测量结果中，除了应给出测量值的最佳值（它往往是多次测量的平均值）$\overline{N}$ 外，还应估算其绝对误差 ΔN，将结果表示为

$$N=\overline{N}\pm\Delta N \quad (\text{单位}) \tag{0-17}$$

或用相对误差 $\varepsilon_r(=\Delta N/\overline{N})$ 表示为

$$N=\overline{N}(1+\varepsilon_r) \quad (\text{单位}) \tag{0-18}$$

用不确定度表示为

$$N=\overline{N}\pm U \quad (\text{单位}) \tag{0-19}$$

或用相对不确定度 $U'(=U/\overline{N})$ 表示为

$$N=\overline{N}(1+U') \quad (\text{单位}) \tag{0-20}$$

其中$U=ku(N)$，即为扩展不确定度。其中系数k与所取的置信概率有关，$k=1$时，根据标准不确定度的定义，被测量真值在$[\overline{N}-u(N), \overline{N}+u(N)]$范围内的概率为68%。为使测量结果处于一个高概率区间，可取$k=2\sim3$。$k=2$时，被测量真值在$\overline{N}\pm U$即$[\overline{N}\pm 2u(N)]$范围内的置信概率约为95%；$k=3$时，被测量真值在$\overline{N}\pm U$即$[\overline{N}\pm 3u(N)]$范围内的概率约为99.7%。在实用中常常要求对测量结果作高置信概率的报道，国家有关技术规范要求报道的置信概率取95%，即k应取2。并规定当$P=95\%$时，可将P值略去不写，测量结果的最终表达式可写为

$$N=\overline{N}\pm 2u(N) \quad (\text{单位}) \qquad (0-21)$$

若置信概率$P\neq 95\%$，则结果表达式中必须用括号注明P值。如

$$N=\overline{N}\pm u(N) \quad (\text{单位}) \quad (P=68.3\%)$$

§6 有效数字和近似计算

任何测量都有误差，或者说，测量所得的结果，都只能是具有一定准确度的近似数值。在记录和计算这些数值的过程中，不仅不允许带来错误，而且应该正确地反映出测量的准确度。例如，测量某物体的长度时，得到结果为6 cm，而其误差或不确定度不超过0.02 cm，那么，在记录这一数据时，就不能写成“6 cm”，而应当写成“6.00 cm”。这里用来表示测量结果的准确度的全部数字，都叫有效数字。很明显，有效数字的最后一位是和误差有联系的，或者说，在测量中，总是把有效数字的位数一直记录到开始含有误差的那一位为止。在一般情况下，对误差的记录只写一位数字。在测量中我们时常提到某一测量值有几位有效数字，例如称“6.00 cm”有3位有效数字“6”、“0”、“0”。这种说法，实际上也就在一定程度上反映了该值的相对误差。从这种意义上看来，表示小数点位置用的“0”不算是有效数字。例如，“1.23 cm”和“0.012 3 cm”具有大约互差百倍的绝对误差，而相对误差却很接近（或相等），这两个测量都有3位有效数字“1”、“2”和“3”。另外，我们在记录很大或很小的数值时，往往写成有效数字乘以10的n次幂，例如，把“0.012 3 cm”写成“1.23×10^{-2} cm”等等。在这样的写法里，表示小数点位置的零就不存在了。

在我们的实验中，对同一被测量的测量只不过几次，因而，即使像上节所述的近似地去计算误差或不确定度的方法，也往往是不必要的，我们的要求一般仅限于“对每个测量值的记录和计算，都能正确地用有效数字表示”就够

了，只在个别实验中要求计算被测量的不确定度，以了解计算不确定度的方法。下面我们将分别说明在记录直接读得的测量值（直接测得量）和通过运算而求得的数值（间接测得量）时所遵循的准则。

一、直接从仪器上读得的数值

每件测量仪器所能准确鉴别的最小量称为仪器的最小分度值。例如，一般米尺的精确度是 1 mm（它是米尺的最小分度）；也就是说，毫米是可以准确读到的最小量，在毫米以下的数值只能估计出来。对于直接从仪器上读到的数值，其有效数字的最后一位数，应该是从仪器上最小分度之间估计出来的。

用同一仪器所测得的数值，用同一单位表示时，它们的有效数字的最后一位永远是相同的；例如，米尺测得的数值各为：1.32 cm，21.58 cm，以及 40.00 cm 等等。虽然它们的有效数字位数不同（3 位或 4 位），但是，它们的最后一位都必须写到 10^{-2} cm 那一位，也就是说，它们的绝对误差都在同一位上。

二、运算所得出的数值

运算后有效数字的位数，应该由运算后所得结果的误差来决定。但由于我们不作误差的计算，因而只可能根据误差的定理，来粗略地估计一下结果的误差，从而近似地定出有效数字。

在我们的实验中所遇到的计算，多属于以加、减、乘、除为基础的运算。这样就使我们能够比较简单地决定近似计算的方法。

1. 在加、减法运算中，结果的绝对误差等于各量的绝对误差之和。因此可以直接导出以下的近似计算法：不同准确程度的测量值相加（减）时，所得结果的最后一位数，只保留到相加（减）的数都有的那一位为止，相加（减）的数中过多的位数在运算前可以按四舍五入法去掉。

例 1　30.4 m＋4.32 m＝34.7 m

例 2　12.35 cm＋1.235 cm＋0.014 9 cm＝13.60 cm

例 3　15.43－7.535 2＝7.89

2. 在乘、除法运算中，结果的相对误差等于各量的相对误差之和，因此可以直接导出以下的近似计算法则。不同准确程度的测量值相乘（除）时。其结果的有效数字的位数，大致与参加运算的有效数字位数最少的那一个相同。相乘（除）的数中过多的位数，可在运算前按四舍五入法略去。

例 4　1.634×15.6＝25.5

例 5　37 643÷217＝173

即 4 位有效数字与 3 位有效数字相乘，其乘积应为 3 位有效数字；而 5 位有效数字与 3 位有效数字相除得到 3 位有效数字。

3. 乘方 x^n、开方$\sqrt[n]{x}$、三角函数 $\sin x$，…，等的有效数字位数均与测量值 x 的有效数字位数相同。

4. $\log x$(或 $\ln x$)，其定值部的位数（即对数的小数位数）应与 x 的有效位数相同。

5. 因为倍数无误差，所以有效数字位数可以看作是无限多，例如：7.14(测值)×2(倍数)=14.3，所得结果的有效数字位数与测值的有效数字位数相同，仍为 3 位有效数字。

6. π，e，g，…，之类的常数或常量，其有效数字位数在计算前依需要取足，一般可多取一位。

7. 当有效数字的首位是 8 或 9 时，其有效数字我们常多计一位。如 8.64 计为 4 位有效数字。

根据以上法则，在实际进行运算以前，应该先检查每个参与运算的数值的有效数字，并根据运算过程，初步估计出计算结果的有效数字位数，以便采取近似计算方法。当利用计算器进行计算时。应根据这种估计来确定最后结果的有效数字位数。

由上所述，采取近似计算方法，在多次运算过程中，会显得特别便利，而计算所得出的结果仍能符合原有准确度的要求。

§7 不确定度、误差和有效数字的实例

由于任何实验测量都有误差存在，因此表示实验结果时除了给出测量结果的最佳值外，还要给出测量结果的误差范围，或以不确定度的形式给出结果的可信程度。在此通过几个实例说明如何计算不确定度或误差，以便更深入地理解前几节所述的基本原理。

例 1 计算用单摆测重力加速度 g 的不确定度

设摆长为 l，摆动 n 次的时间为 t，根据单摆周期公式 $T=2\pi\sqrt{l/g}$，则有

$$g=\frac{4\pi^2 l}{(t/n)^2}$$

记录：用卷尺测摆线长为 0.9722 m（测 1 次）；用游标卡尺测摆球直径为 1.265 cm（测 1 次）；摆动 50 次时间 t 见下表，停表精度为 0.01 s，摆幅小于 3°。

t(s)	99.32	99.35	99.26	99.22

计算：摆长为摆线长度与摆球半径之和，$l=0.9722\,\text{m}+0.01265\,\text{m}/2=0.97852\,\text{m}$；$\bar{t}=99.2875\,\text{s}$，$s(t)=0.058\,\text{s}$，$s(\bar{t})=0.029\,\text{s}$，则

$$g=4\pi^2\times0.97852\,\text{m}/(99.2875\,\text{s}/50)^2=9.7967\,\text{m}\cdot\text{s}^{-2}$$

不确定度计算：

1. l 的标准不确定度 $u(l)$

(1) 来源于钢卷尺（参照国家计量技术规范 JJG4-89）$\Delta=0.5\,\text{mm}$，$u_B(l)=0.5\,\text{mm}/\sqrt{3}=0.29\,\text{mm}$

(2) 来源于目测 l，估计为 $\Delta=0.5\,\text{mm}$，$u_B(l)=0.5\text{mm}/\sqrt{3}=0.29\,\text{mm}$

(3) 游标卡尺引入的不确定度较小，略去不计。

则 l 的标准不确定度为

$$u(l)=\sqrt{0.29^2+0.29^2}\,\text{mm}=0.41\text{mm}$$

2. t 的标准不确定度 $u(t)$

(1) 重复测量 $u_A(t)=s(\bar{t})=0.029\,\text{s}$

(2) 来源于秒表（参照国家计量技术规范 JJG107-83）$\Delta=0.3\,\text{s}$，$u_B(t)=0.3\text{s}/\sqrt{3}=0.17\,\text{s}$

则 t 的标准不确定度为

$$u(t)=\sqrt{0.029^2+0.17^2}\,\text{s}=0.17\,\text{s}$$

3. 重力加速度 g 的标准不确定度 $u(g)$

由间接测得量的不确定度传递公式（0－15）式，可得 g 的标准不确定度 $u(g)$ 为

$$u(g)=\sqrt{\left[\frac{4\pi^2}{(t/n)^2}u(l)\right]^2+\left[\frac{4\pi^2 l}{(t/n)^2}\frac{2}{t}u(t)\right]^2}=\frac{4\pi^2 l}{(t/n)^2}\sqrt{\left[\frac{u(l)}{l}\right]^2+\left[\frac{2u(t)}{t}\right]^2}$$

$$=9.7967\,\text{m}\cdot\text{s}^{-2}\times\sqrt{\left(\frac{0.00041\,\text{m}}{0.97852\,\text{m}}\right)^2+\left(\frac{2\times0.17\,\text{s}}{99.2875\,\text{s}}\right)^2}=0.03\,\text{m}\cdot\text{s}^{-2}$$

取 $k=2$（置信概率为 95%），得扩展不确定度 $U=2\times0.03\,\text{m}\cdot\text{s}^{-2}=0.06\,\text{m}\cdot\text{s}^{-2}$。最终测量结果表示为

$$g=9.80\pm0.06\,\text{m}\cdot\text{s}^{-2}$$

注：由摆的摆角、摆锤的直径、摆线质量及空气浮力等项引入的不确定度较小，略去不计。

例 2 计算用单摆测重力加速度 g 的误差

单摆测重力加速度实验测得另一组实验数据：摆线的长度为 $99.15\pm0.01\,\text{cm}$；摆球的直径为 $1.6946\pm0.0001\,\text{cm}$；单摆的周期为 $2.007\pm0.001\,\text{s}$。

求重力加速度及其误差。

1. 首先求摆长 l；依摆长的定义可得

$$l=(99.15+1.6946/2)\ \text{cm}=99.9973\ \text{cm}=0.999973\ \text{m}$$

又依加法运算的误差法则，可知 $\Delta l=0.01\ \text{cm}+0.0001\ \text{cm}=0.01\ \text{cm}$（误差只保留一位有效数字）。摆长只保留到开始有误差的那一位，四舍五入后得出摆长为

$$l=1.0000\pm0.0001\ \text{m}$$

2. 求重力加速度：由公式 $T=2\pi\sqrt{l/g}$可以推导出

$$g=4\pi^2\frac{l}{T^2}$$

上式仅限于乘除运算，故可知 g 的相对误差

$$\frac{\Delta g}{g}=\frac{\Delta l}{l}+2\frac{\Delta T}{T}$$

根据已知数据，可以算出 $\Delta l/l=0.01\%$，$\Delta T/T=0.05\%$。因而

$$\Delta g/g=0.01\%+2\times0.05\%=0.11\%$$

由于只保留一位有效数字，故 g 的相对误差 $\Delta g/g$ 应为 0.1%。

g 的数值计算结果为 $9.8007\cdots\text{m}\cdot\text{s}^{-2}$，而其绝对误差为 $\Delta g=9.8007\times0.1\%=0.01\ \text{m}\cdot\text{s}^{-2}$。故可得出

$$g=9.80\pm0.01\ \text{m}\cdot\text{s}^{-2}$$

由以上两例可以看到计算不确定度时考虑了几乎所有引入误差的因素，更准确地反映了测量结果的精确程度。

由于在大部分实验中并不要求计算误差，因而对结果的有效数字就难以精确地确定。我们要求同学按照近似计算的方法进行运算，但是这种方法仅仅能够粗略地指出有效数字的位数。

例 3 用有效数字近似计算重力加速度

在例 2 中，若不知道各测量值的绝对误差，试依近似计算方法来求重力加速度。

1. 首先求摆长 l；由于摆长等于摆线长度与摆球半径之和，故应采用有效数字加法的近似计算法则。在计算时，参加运算的各量仅需保留它们都有的那一位为止。那么摆线长度和摆球半径应分别采用 99.15 cm 和 0.85 cm（摆球直径的一半）去参与运算。因而得到摆长

$$l=(99.15+0.85)\ \text{cm}=100.00\ \text{cm}=1.0000\ \text{m}$$

2. 求重力加速度 g：由于 $g=4\pi^2 l/T^2$，故应采用有效数字乘除法的近似计算法则。在计算时是不同准确程度的各测量值相乘除，其结果的有效数字位

数，与参与运算的有效数字位数最少的那一个相同，在现在的例子里，l 有 5 位有效数字，T 有 4 位有效数字，而 π 所选的有效数字又不少于 4 位时，那么，根据这一法则所得出的结论是，计算结果的有效数字应该是四位。因此，l、T 和 π 都可以采用 4 位有效数字参加运算，即

$$g=4\times(3.142)^2\frac{1.000}{(2.007)^2}=9.80\ \mathrm{m\cdot s^{-2}}$$

这里 g 的首位大于 8，其有效数字位数可多计一位，故 9.80 为 4 位有效数字。

例 4 根据有效数字的近似计算法则，确定下面计算结果的有效数字位数

1. $4.83\times6.3=30$
2. $4.826\times6.3=30$
3. $98.500\times101=9.9\times10^3$
4. $0.0275\times6.3\times0.0185=3.2\times10^{-3}$
5. $4.826\times6.3\times0.0185=0.56$
6. $4.826\times6.3\times0.02=0.6$
7. $48.26\div24=2.0$
8. $48\div24=2.0$
9. $3.060\times3.07\times10.0=94$
10. $985\times10167=1.001\times10^7$

§8 常用的实验数据处理方法

实验测量（特别是间接测量）后，需要对获得的实验数据进行整理、计算及分析等处理，才能确定被测量的最佳估计值及其误差（或不确定度）。而且，经常通过实验探索两种物理量之间的关系，即把一种物理量 x 作为自变量，测量不同的自变量 x_i 所对应的另一种物理量 y_i 的值。可以得到两列测量值：x_1，x_2，…，x_n 和 y_1，y_2，…，y_n，n 是测量次数；或得到 n 组测量值：(x_1，y_1)，(x_2，y_2)，…，(x_n，y_n)。通过这些实验数据找到 x、y 之间的关系也需要正确地处理实验数据。下面介绍常用的数据处理方法。

一、列表法

在记录和处理数据时常常将数据列成表，可以简单而明确地表示出有关物理量之间的对应关系，便于随时检查测量结果是否合理，及时发现问题，并有助于找出有关物理量之间的规律性联系。在处理数据时，把计算中某些中间项

列入表中，可以从对比中发现是否有错，利于计算和分析。本书中部分实验给出了供学生参考的数据列表，还有一些实验需要学生自己设计记录实验数据的表格。设计表格的要求是简单明了、便于看出有关量之间的关系，便于数据处理：

1. 设计表格前，应先明确实验中要测量哪些物理量？哪些是直接读出的、哪些是通过计算得出的？哪些量宜先测、哪些量宜后测？哪些量只要测一次、哪些量要多次测量求平均？

2. 设计表格时，应合理安排各待测量在表格中的位置。一般可先列直接读出量、再列计算得出量；先列先测量、再列后测量；让自变量与因变量在表中一一对应。

3. 表中各符号所代表的意义都应有相应的说明（如在实验报告中已写明，可不写在表格中）并写明单位，单位及量值的数量级写在该符号的标题栏中，不要重复记在各个数据后。在表格中常用物理量（或符号）与单位的比值来表示（参见实验一表 1-1）。

4. 不同物理量之间应用线条加以区分，物理量（标题栏）与数据之间也应用线条加以区分。测量量与计算量应明确区分，计算量应注明计算公式（不一定写在表格中）。

二、作图法

作图法的优点是直观、形象、便于比较、易于显示物理量之间的关系。在一条图线上可以方便地内插或外推，是处理实验数据的一种基本方法。作图时应遵守以下基本规则：

1. 选用合适的坐标纸

作图必须用坐标纸，根据两物理量之间的函数关系可以选用直角坐标纸、单对数坐标纸、双对数坐标纸、极坐标纸等。

2. 确定坐标轴

通常以横坐标表示自变量；纵坐标表示因变量。应标出坐标轴的方向，并注明代表的物理量，标尺刻度及单位。

坐标纸的大小与坐标轴的比例，应根据所测得数据的有效数字和对测量结果的要求来确定。原则上，测量数据中的准确数字在图中也应为准确的，可疑数字在图中是估计值。图中数据点所反映的有效数字位数与实验所得数据的有效数字位数相当。

标尺分度值应读数方便，易于估算。坐标纸的最小格一般取被测量的最后一位的 1，2，5 个单位，而不用 3，6，7，9 等数字来划分标尺。测量值很大或很小时，可在单位中标出乘积因子；如 10^3 或 10^{-2} 等。

横纵坐标轴的单位分度值比例应适当，使图线充满图纸，尽量均匀对称。坐标原点不一定都取零，可用小于数据中最小值的整数为起点，用大于数据中最大值的整数为终点。

3. 标出测量值的坐标点、画出图线

由于每组测量值 x、y 都有误差（设为 $\pm\Delta x$、$\pm\Delta y$），这组测量值在坐标上实际所代表的应该是以数据点（x，y）为中心，以 $2\Delta x$ 和 $2\Delta y$ 为边长的小长方形。因此作图时不宜用“•”表示数据点。由于我们并未计算每个测量值的误差，故常用“+”、“×”、“⊕”、“⊗”、“⊙”等符号标出测量值的坐标点。但是，在作图时应该首先根据实验结果标出数据点（x，y），然后以数据点为中心作出标记。如在一张图上有几条图线，则同一条图线上的坐标点应使用同一种符号。

在多数情况下，两个相关物理量之间的关系在一定范围内应是渐变的。因此，标明坐标点后，应用直尺或曲线板将实验数据点连成直线或曲线。应使坐标点均匀分布在图线的两侧，图线要光滑、整齐，一般不要画成折线。实验数据点对图线的微小偏离，是由于实验误差所致，如个别数据点的偏离过大时，一般来说对该值应进行重新测量。但是由于实验课的时间限制，我们也可以把这组数据删除，不再进行重测。删除数据时必须说明理由。在图纸明显位置处，还应标出图线名称、作者及日期。

4. 求直线的斜率和截距

在物理实验中经常遇到两物理量 x、y 间存在 $y=a+bx$ 的线性关系，a、b 为此线性函数的参数。从多组实验数据作图求出误差较小的未知参数 a、b 的方法称为图解法。

首先，在直线 $y=a+bx$ 的两端任取两点 $P_1(x_1, y_1)$，$P_2(x_2, y_2)$（严禁选测量值），用不同于测量值坐标点的符号标出；并注明坐标点读数，为减小误差 P_1，P_2 两点的距离在测量范围内应尽量选得远一些。

其次，根据直线方程 $y=a+bx$，将 $P_1(x_1, y_1)$，$P_2(x_2, y_2)$两点的坐标值代入，即可解出直线的斜率为

$$b=\frac{y_2-y_1}{x_2-x_1} \tag{0-22}$$

如果横坐标的起点为零；直线与纵坐标轴的截距可以从图上直接读出，否则可以用公式计算得出

$$a=\frac{x_2y_1-x_1y_2}{x_2-x_1} \tag{0-23}$$

三、最小二乘法

用作图法处理数据虽然有许多优点，但它只是一种粗略的数据处理方法，在坐标纸上人工拟合直线（或曲线）时有一定的主观随意性，因而人工拟合的结果往往不是最佳的。由一组实验数据找出一条最佳拟合直线的另外一种常用的方法是最小二乘法。所得的变量之间的函数关系称为回归方程，因此最小二乘法又称线性拟合法或回归分析法。它是建立在统计理论基础上的一种数据处理方法。

最小二乘法原理是：通过一组数据点的最佳拟合直线是使线上各相应点的 y 值与测量点的纵坐标之差的平方和取最小值。由此导出最佳直线的截距 a 和斜率 b 的计算公式。

假设两个变量 x 和 y 间存在线性相关关系，回归方程的形式为

$$y = a + bx \tag{0-24}$$

为根据一组实验数据 x_i，$y_i(i=1，2，\cdots，n)$计算参数 a、b，我们考虑在每个测量值都是等精度的情况下，假设在 x_i，y_i 中只有 y_i 有明显的测量误差，不考虑 x_i 的测量误差。如果 x_i，y_i 均有测量误差，只要把相对来说误差较小的变量作为 x 即可。

由于存在误差，实验数据点不可能完全落在由（0-24）式拟合的直线上，和某一个 x_i 对应的 y_i 与拟合直线上相应的点 $y=a+bx_i$ 之间的偏差为

$$\varepsilon_i = y_i - y = y_i - a - bx_i \tag{0-25}$$

按最小二乘法原理，应使

$$s = \sum_{i=1}^{n} \varepsilon_i^2 = \sum_{i=1}^{n} (y_i - a - bx_i)^2 = s_{\min} \tag{0-26}$$

使上式为最小值的条件为

$$\frac{\partial s}{\partial a} = 0,\ \frac{\partial s}{\partial b} = 0,\ \frac{\partial^2 s}{\partial a^2} > 0,\ \frac{\partial^2 s}{\partial b^2} > 0 \tag{0-27}$$

由此可以解得回归方程（0-24）式中的参数 a、b 分别为

$$a = \frac{\sum x_i^2 \sum y_i - \sum x_i \sum (x_i y_i)}{n \sum x_i^2 - \left(\sum x_i\right)^2} \tag{0-28}$$

$$b = \frac{n \sum (x_i y_i) - \sum x_i \sum y_i}{n \sum x_i^2 - \left(\sum x_i\right)^2} \tag{0-29}$$

为了检验线性拟合的好坏，定义相关系数

$$r=\frac{\sum(x_i-\bar{x})(y_i-\bar{y})}{\sqrt{\sum(x_i-\bar{x})^2\cdot\sum(y_i-\bar{y})^2}} \qquad (0-30)$$

相关系数 r 表示的是 x 与 y 线性关系的密切程度。若 $r=\pm1$ 表示变量 x，y 完全线性相关，拟合直线通过全部实验数据点；当 $|r|<1$ 时，实验点的线性不好，$|r|$ 越小线性越差，$r=0$ 表示 x 与 y 完全不相关，即它们不存在线性关系。

最小二乘法较图解法准确、客观、无主观随意性。虽然计算较为繁琐，但可以利用计算机通用软件很方便地进行线性拟合。最小二乘法的缺点是不如图解法直观，如果有个别数据是坏值，用图解法可以看得很清楚并可以在拟合直线时剔除它，而用最小二乘法就会带来很大的偏差。因此最好的方法是先作图拟合直线，然后用最小二乘法计算拟合直线的参数 a、b。

四、逐差法

当两物理量之间呈线性关系，而自变量等间隔变化时，还可采用逐差法计算因变量变化的平均值。例如测量金属弹性模量时（参见实验九），在金属丝弹性限度内，每次加载质量相等的砝码，测得光杠杆标尺读数为 n_i。若每次增重 1 kg，依次增 7 次，共测得 8 个标尺像读数（n_0、n_1、…、n_7），每 kg 外力引起的标尺读数变化量将是 $\Delta n_i=n_i-n_{i-1}$($i=0$、1、2、…、7)，其算术平均值为：

$$\overline{\Delta n}=\frac{1}{7}\left[(n_7-n_6)+(n_6-n_5)+\cdots+(n_1-n_0)\right]=\frac{1}{7}(n_7-n_0)$$

即平均值 $\overline{\Delta n}$ 仅与首末两次测量值有关。这样处理数据的结果，与直接测量一次增重 7 kg 前后的标尺读数相当，从而失去了多次测量的作用，这两次读数误差将对测量结果的准确度有很大影响。

为了避免这种情况，平等地运用各次测量值，使平均值能反映全部测量值的信息，可以将这 8 个测量值按顺序分成数量相等的两组（n_0、…、n_3）和（n_4、…、n_7），取两组对应项之差 $\Delta n_i=n_{i+4}-n_i$，（$i=0$，1，2，3），即每增加 4 个砝码时标尺读数的变化量，而 $\overline{\Delta n}$ 则为每增加 4 kg 时标尺读数变化量的平均值，即

$$\overline{\Delta n}=\frac{1}{4}\left[|n_4-n_0|+|n_5-n_1|+|n_6-n_2|+|n_7-n_3|\right]$$

式中各 Δn_i 取绝对值是因为标尺倒置时会使各 Δn_i 出现负值之故。这样处理保持了多次测量的优越性。至于 Δn_i 间隔的大小，可以根据实际条件酌情而定的。

五、计算机通用软件处理实验数据

随着计算机及其应用技术的普及，还可以使用计算机通用软件完成上述实验数据的处理工作。最常用的 Microsoft Office Excel 软件，就可以通过最小二乘法对实验数据进行线性拟合，并简单地将数据可视化。但它提供的主要是电子表格功能，没有积分和微分等计算功能。专门为数据分析处理开发的计算机通用软件主要有：美国 MathWork 公司开发的 Matlab，它是建立在向量、数组和矩阵基础上的分析和仿真工具；美国 Wolfram 公司开发的 Mathematica，它拥有范围广泛的数学计算功能（包括微积分和线性代数），支持比较复杂的符号计算和数值计算，并具有强大的图形功能；美国 OriginLab 公司开发的 Origin，它是快速、灵活、易学的高级数据分析和制图软件。这些计算机通用软件一般都包括两大主要功能：一是数据制图，用户既可以使用软件提供的多种 2D 和 3D 图形模板制图，也可以根据需要自己设置模板；二是数据分析，包括排序、计算、统计、平滑、拟合、频谱分析等功能。使用 Matlab 和 Mathematica 需要一定的计算机编程知识和矩阵知识，并熟悉其中大量的函数和命令。而使用 Origin（7.5 版）就像使用 Excel 和 Word 那样简便，只需点击鼠标，选择菜单命令就可以完成大部分工作，得到令人满意的结果。因此，在物理实验中经常使用 Origin 软件分析、处理实验数据。

误差、有效数字及作图练习

1. 测量某物体质量 10 次，结果分别为：

i	1	2	3	4	5	6	7	8	9	10
m/g	2.1074	2.1074	2.1075	2.1076	2.1078	2.1080	2.1073	2.1070	2.1072	2.1072

试计算其平均值、标准偏差并写出测量结果。

2. 测量一钢球的直径为 1.589 ± 0.005 mm，欲求它的体积时，π 应取几位有效数字才不影响结果的准确度，用米为单位写出它的体积。

3. 试将下列各式的运算结果写成正确的形式（即改正结果的有效数字）；

$34.740+10.28-1.0036=44.0164$

$(4.241\pm0.003)+(8.11\pm0.01)+(0.047\pm0.001)=12.398\pm0.014$

$12.34+1.234+0.01234=13.58634$

$12.34\times0.0234=0.288756$

$0.1234\div0.0234=5.2736$

$123\times456=56088$

4. 一瓶中盛有空气，共重 20.1425 ± 0.0002 g。将空气抽出后称之，重

20.0105±0.0002 g，求空气的质量。

5. 设有圆柱体，高 h=10.00±0.01 cm，直径 d=5.00±0.01 cm，求它的体积。

6. 试将下列数据画成曲线。

(1) 通过某一电阻的电流和电压之间的关系

电压/V	1.00	2.00	3.00	4.00	5.00	6.00	7.00	8.00	9.00
电流/mA	0.192	0.380	0.535	0.780	0.960	1.180	1.350	1.540	1.730

(2) 在一定温度下，一定质量空气的压强和容积之间的关系

压强/大气压	0.05	1.00	1.50	2.00	2.50	3.00	3.50	4.00	4.50	5.00	6.00	10.00
容积/升	49.2	24.6	16.4	12.3	9.85	8.20	7.05	6.10	5.48	4.90	4.10	2.46

参考文献 (FURTHER READING)

1. 陆金龄、杜树槐. 大学物理实验. 北京：中国铁道出版社，1993.
2. 杨述武主编. 普通物理实验（一、力学及热学部分）. 第三版. 北京：高等教育出版社，2000.
3. 吴泳华、霍剑青、熊永红. 大学物理实验. 第一册. 北京：高等教育出版社，2001.
4. 张兆奎、缪连元、张立. 大学物理实验. 第二版. 北京：高等教育出版社，2001.
5. 周剑平. 精通 Origin 7.0. 北京：北京航空航天大学出版社，2004.

（喀蔚波）

第二章　普通物理实验Ⅰ

基础性、综合性实验

本章8个实验涉及力学、热学、电磁学和光学等领域的内容，是物理实验的基础。通过这些实验可以学习基本的实验思想、实验方法和实验手段，掌握常用的实验操作技能。

实验一　基本长度测量

长度是最基本的物理量，是构成空间的最基本的要素，是一切生命和物质赖以存在的基础。世上任何物体都具有一定的几何形态，空间或几何量的测量对科学研究、生产活动和日常生活都有巨大的影响。因此，长度测量是最常用、最基本的测量之一。它不仅限于对长度本身的测量，实际上还常常把很多非长度的测量归结为长度测量：如医生通过体温计或血压计中水银柱的长度读出患者的体温或血压。因此，长度测量的方法具有广泛的意义。长度测量实际上是人们用“尺子”去度量空间。随着科学技术的发展测量仪器的测量范围越来越广，测量精度也越来越高，广义的长度测量覆盖了小到微观粒子，大到宇宙深处（$10^{-16}\sim10^{26}$ m）的整个物理学研究的尺度范围，跨越了从微观粒子到现代天文学的整个研究领域。对于不同的测量，人们可以根据被研究物体的尺寸，采取不同的实验方法和仪器装置。通过本实验应掌握米尺、游标卡尺、螺旋测微计、读数显微镜和显微镜测微计等五种基本长度测量仪器的构造和原理，了解它们的分度值、量程和用途，并学会正确地使用，练习有效数字和不确定度的计算。

▶实验原理

一、米尺

在SI制中长度的单位是米，米尺是测量长度的常用工具，它的全长一般是1 m，最小分度是1 mm。所谓最小分度，就是仪器所能准确鉴别的最小量值。最小分度值又简称分度值。

注 意

1. 用米尺测量时不要将物体对准米尺的端点，因为米尺两端易被磨损，将会产生误差。
2. 被测物体应紧靠米尺的刻度，以减少视差。
3. 用米尺上不同的刻度作为起点进行多次测量，可以减少米尺本身刻度不均匀而带来的随机误差。

二、游标卡尺

在普通的直尺或弯尺上加装一个能滑动的副尺，一般能使分度值减少1/10～1/100倍，这个副尺称为游标，原来的尺称为主尺。图1-1是使测量精度准确到1/10 mm的游标尺（称为10分游标）的原理图。可沿主尺滑动的游标上分有10个分格，每分格的长度为x。若游标10个分格的总长度和主尺上9个分格的总长度相等，且主尺上每个分格的长度$y=1\,\text{mm}$，则

$$10x=9y$$

游标每分格的长度为

$$x=\frac{9}{10}y=\frac{9}{10}\text{mm}$$

游标每分格与主尺每分格的长度差

$$\Delta x = y - x = \frac{1}{10}\text{mm} \tag{1-1}$$

Δx称为游标尺的分度值。

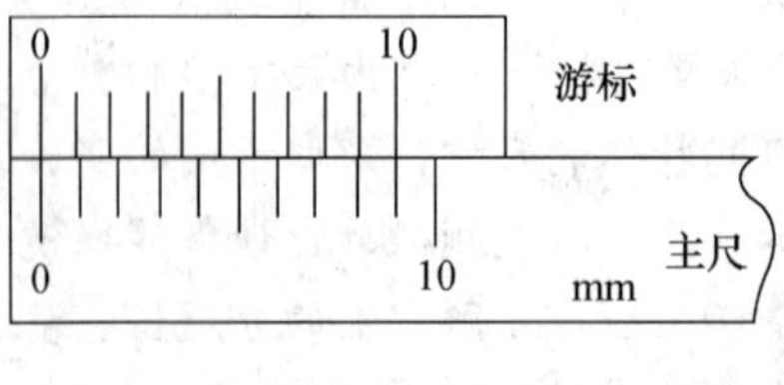

图1-1 游标原理

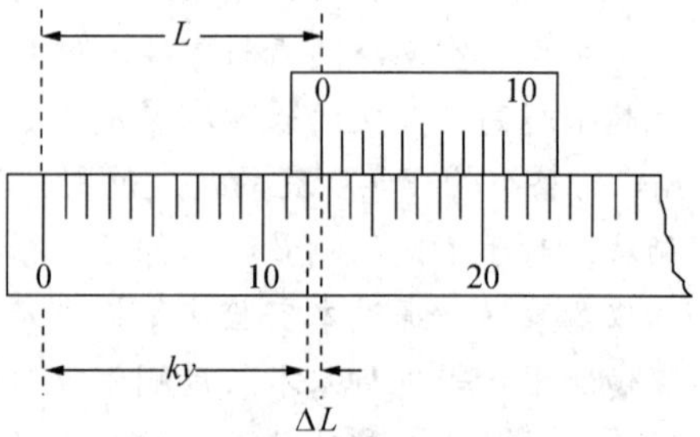

图1-2 游标测长原理

图1-2是使用10分游标尺测量长度的示意图。设L是待测的一段长度，当游标向右移动距离为L时，游标的零线位于主尺的第k和$k+1$刻度之间，则待测长度可写成

$$L=ky+\Delta L$$

此处 ΔL 是在主尺的分度值之内（$\Delta L < y$），暂时还属于未知的部分。因为游标的分度与主尺的分度不等，那么，必然能在游标上找到一个刻度 n 和主尺上某一个刻度 $k+n$ 最接近，从图 1－2 可以看出

$$\Delta L = ny - nx = n(y-x) = n\Delta x$$

于是

$$L = ky + n\Delta x \tag{1-2}$$

上式表明：用游标尺来测量一物体的长度时，等于主尺整数分度的读数，加上游标上与主尺某一刻度相重合的刻度读数和游标分度值 Δx 的乘积。图 1－2所示主尺的整数刻度 $k=12$，故 ky 为 12 mm，游标上刻度 $n=8$ 与主尺刻度$k+n=20$相重合，故 $n\Delta x=0.8$ mm，因而待测物体的长度 $L=ky+n\Delta x=12.8$ mm，不再往下估计。用有效数字表示时，由于小数点后面第一位是准确的，应记为 12.80 mm。

除了上述将游标尺等分为 10 个分格的 10 分游标尺外，还有将游标尺等分为 20 个分格和 50 个分格的两种游标尺，它们的分度值分别为 0.05 mm 和 0.02 mm。图 1－3 所示的是分度值为 0.02 mm 的游标卡尺。当拉动尺框 C 时，两个量爪作相对运动而分离，其距离大小可由主尺 B 和游标 D 上读出。外量爪 E 用于测量各种外尺寸，如测量长度或圆柱体的外径；内量爪 F 用于测量孔的内径和各种内尺寸；深度尺 G 固定在尺框的背面，能随着尺框在主尺背面的导槽内滑动，用于测量各种深度尺寸，测量时主尺的端面 A 是测量的定位基准。H 为固定螺丝。

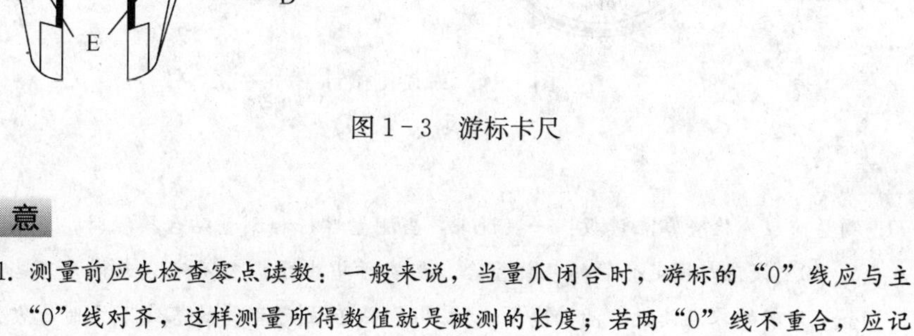

图 1－3 游标卡尺

注 意

1. 测量前应先检查零点读数：一般来说，当量爪闭合时，游标的“0”线应与主尺的“0”线对齐，这样测量所得数值就是被测的长度；若两“0”线不重合，应记下这个差值，称它为零点读数，所得的结果就要加以修正。
2. 被测物体应与游标卡尺平行。

3. 不要把物体夹得过紧，以免影响量度的准确度，并避免损坏仪器。

随着电子技术的发展，电子数字显示的游标卡尺和螺旋测微计已经被普遍使用。电子数显游标卡尺一般采用差动式变面积型电容传感器作为长度测量元件，由氧化银纽扣电池供电。以数字显示测量结果，可以毫米（mm）或英寸（in）为单位，并可随时进行单位转换。可用于一般精度的内、外尺寸的绝对测量和相对测量。与普通游标卡尺相比，它可在测量范围内的任意位置清零，使用十分方便。例如作比较测量，在测量标准件时置零位，即可直接测出被测工件的偏差值。

三、螺旋测微计

螺距为 d 的螺丝，在螺母旋转一周时螺丝移动距离为 d，若在螺母上将圆周分成 n 个分格，则每当螺丝转过一个分格时就要移动距离 d/n。假如把螺距 d 做得很小，把圆周分成很多个分格，那么，就能测量很小的距离了。

实验室中常用的螺旋测微计如图 1－4 所示，其量程为 25 mm，分度值是 0.01 mm，可估读到 0.001 mm。图中 E 为测量砧台。B 为棘轮装置，转动 B 用来使测量螺杆 A 移动。A 的一部分加工成螺距为 0.5 mm 的螺纹，当它在固定套管 D 的螺套中转动时，将前进或后退，活动套管 C 和螺杆连成一体，其周边等分为 50 个分格。螺杆转动的整圈数由固定套管上间隔 0.5 mm 的刻线去测量，不足一圈的部分由活动套管周边的刻线去测量。所以用螺旋测微计测量长度时，读数也分为两步，首先从活动套管的前沿在固定套管上的位置，读出整圈数；再从固定套管上的基线所对活动套管上的分格数，读出不到一圈的小数。二者相加就是测量值。

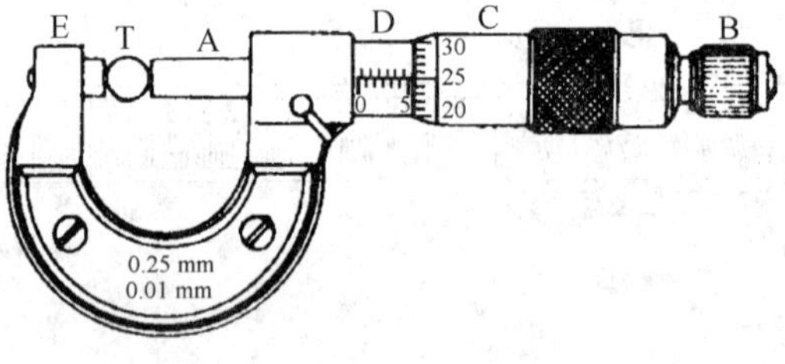

图 1－4　螺旋测微计

注　意

1. 测量前应先检查零点读数：一般说来，当测量螺杆和测量砧台接触时，活动套管上的“0”线应与固定套管的基线重合。但实际中由于调整不充分或使用不当，有一个不为零的零点读数。活动套管上的“0”线在固定套管的基线下方时，零点读数的符号为正；反之为负，如图 1－5 所示：测量前记下零点读数，测量后要从读数中减去零点读数作为测量值。

2. 使用棘轮移动螺杆，棘轮发出“咯咯”声停止移动，方可读数。这样不但可以保证每次测量条件一样，还可以保护仪器。
3. 注意正确读出整圈数，如图 1-6 中（b）比（a）多一圈，读数相差 0.5 mm，（c）的整圈数是 3 而不是 4，读数为 1.978 mm 而不是 2.478 mm。

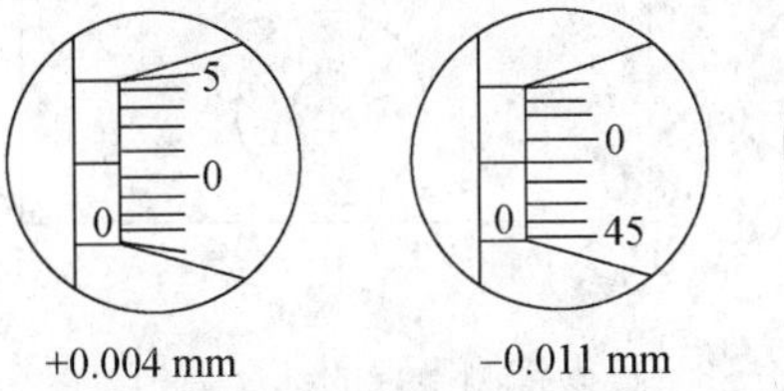

图 1-5　螺旋测微计的零点读数

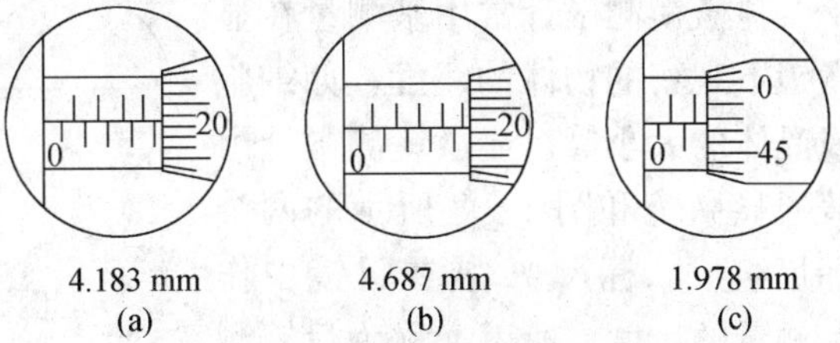

图 1-6　螺旋测微计的读数

四、读数显微镜

读数显微镜是用于精确测量微小长度的专用显微镜。它主要由用于测量的螺旋测微装置（或游标装置）和用于观察的显微镜两部分组成。读数显微镜的结构形式很多，但其原理是相同的，下面以图 1-7 中的读数显微镜为例来说明其构造原理。它的测微螺旋的螺距为1 mm，和螺旋测微计的活动套管对应的部分是测微鼓轮 A，它的周边等分为 100 个分格，每转一个分格显微镜筒将移动 0.01 mm，因此读数显微镜的分度值也是 0.01 mm，其量程一般为 50 mm。用于放大被测物体的是一低倍（20 倍左右）显微镜 B，它由目镜 C、叉丝（靠近目镜）和物镜组成。

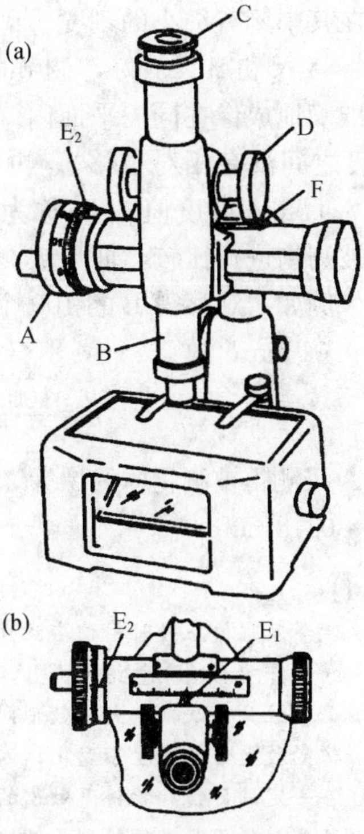

图 1-7　读数显微镜

注　意

1. 读数显微镜的使用方法是：先调整目镜 C，看清十字叉丝；再将待测物体放在测量工作台上。旋动调焦手轮 D，使镜筒 B 下降到接近待测物体的表面，然后逐渐上升，直到看清待测物体。然后转动测微鼓轮 A，使叉丝交点和被测物体上的一点（或一条线）对准，记下读数。继续转动鼓轮，使叉丝交点对准另一点，再通过 E_1、E_2 记下读数，两次读数之差即所测两点间的距离。
2. 测量时，显微镜筒的移动方向应该和被测两点间连线方向平行。为避免空程返回

（螺丝与螺母之间总有一些空隙）引起误差，测量时应向同一方向转动鼓轮，若不小心超过了被测目标，就要退回，再重新测量。

五、显微镜测微计

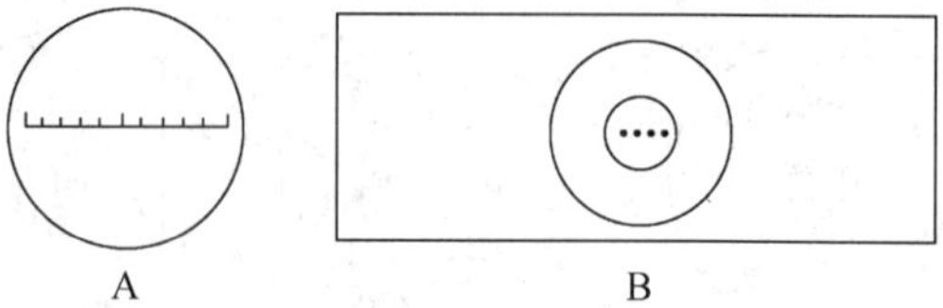

图 1-8 显微镜测微计的标尺

显微镜测微计常用来测量在显微镜下观察的物体的线度，如细胞或晶体的大小等。显微镜测微计由普通显微镜和图 1-8 所示的两个标尺组成。标尺 A 装在目镜中作为测量的尺度，所以又称为目镜测微尺。标尺 B 的外形和载玻片一样，是放在显微镜的载物台上作为标准用于校正 A 尺的，称为物镜测微尺或标准尺。A、B 两尺皆用玻璃或其他透明物制成，在其中刻有细小的刻度。B 尺的分度值为 0.01 mm。

将 A 尺和 B 尺放好，调节显微镜的聚焦旋钮使两者的像都很清晰，并使它们准确地成像在同一平面内（即使眼睛左右作微小移动时，所观察到的 A、B 刻度之间没有相对位移）。再移动 B 尺，使 A、B 两尺平行放置进行比较，求出 A 尺最小分度值 n，n 称为校正数。测量时用被测标本代替标准尺，将 A 尺与被测物进行比较，如果被测物相当于 A 尺上的 x 格，则 nx 即为被测物的长度。例如，观察得 B 的 100 个刻度等于 A 的 21.5 个刻度，又知道 B 的分度值是 0.01 mm，故

$$n=\frac{100.0\times0.01}{21.5}=0.0465\ \text{mm}$$

若用 A 尺测得被测物体的像为 3.9 刻度，则被测物体的长度 $L=nx=0.0465\times3.9=0.18\ \text{mm}$。

注 意

1. 测量及求校正数时，均应注意物像或 B 尺的像是否与 A 尺的像在同一平面内，否则将会严重影响测量结果。
2. 必须注意当改换放大倍数不同的目镜或物镜时，由于标准尺（或被测物）和 A 尺成像的放大倍数发生了变化，因而 A 尺的最小分度值（校正数）亦将随之改变，所以在一定的目镜和物镜下做出的校正数也只能在原有的镜头下测量物体才能使用。
3. 显微镜使用时必须特别小心地移动镜筒，切勿使载物台与镜筒接近时压碎标准尺。

▶实验内容

一、必做部分

1. 分别用米尺和螺旋测微计测量铜棍的长度 L 和直径 D，各测 5 次求平

均值，实验数据填入表 1－1，计算铜棍的体积及不确定度，表示为 $V \pm U$。

表 1－1

螺旋测微计的零点读数________

测量	L/cm			D/mm	
	读数		测值	读数	测值
1	左	右			
2	左	右			
3	左	右			
4	左	右			
5	左	右			
平均值					
不确定度	$u_A(L)=$	$u_B(L)=$	$u(L)=$	合成不确定度	$u(V)=$
	$u_A(D)=$	$u_B(D)=$	$u(D)=$	扩展不确定度	$U=$
铜棍体积			用不确定度表示		

2. 用游标卡尺测量铜筒的外径 D_1，内径 D_2，筒的深度 h_2 及外部高度 h_1，各测 5 次求平均值，实验数据填入表 1－2，计算筒形容器的铜所占的体积。

表 1－2

游标卡尺的零点读数________

测量	D_1/cm		D_2/cm		h_1/cm		h_2/cm	
	读数	测值	读数	测值	读数	测值	读数	测值
1								
2								
3								
4								
5								
平均值								
铜体积								

3. 用读数显微镜测量玻璃毛细管的内径，各测 5 次求平均值，实验数据填入表 1－3。

表 1-3

测量	D/mm		
	读数		测值
1	左	右	
2	左	右	
3	左	右	
4	左	右	
5	左	右	
平均值			

二、选做部分

用标准尺标定目镜测微尺，在兔血管样品中选定一根毛细血管，用显微镜测微计测量该毛细血管直径。在其直径大致均匀的部分测 5 次取平均值，实验数据填入表 1-4。

表 1-4

校准	A 尺读数	B 尺读数	目镜测微尺的校正数 n
测量	L		
	读数		测值
1	左	右	
2	左	右	
3	左	右	
4	左	右	
5	左	右	
平均值			

思考题

1. 游标卡尺的主尺上，最小分度为 1 mm，游标尺上最小分度为 9/10 mm，问当游标上第 6 个刻度线与主尺上某一刻度重合时，从游标上所得读数怎样记录？

2. 应该怎样用螺旋测微计的零点读数去校正测量物体所得的读数。

3. 试说明图 1-9 所示两种游标的最小分度值。

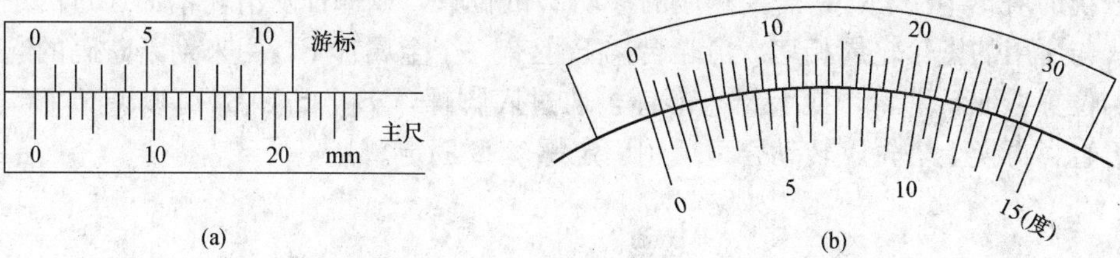

图 1－9　两种游标的读法

（苑桂红）

实验二　验证刚体转动的基本定律

刚体转动的基本定律决定了刚体在外力作用下的运动规律，它是机器部件的运动，舰船、飞机、火箭等航行器的运动以及天体姿态运动的力学基础。例如：舞蹈演员及花样滑冰运动员可以通过肢体的位置来改变自身的转动惯量，从而控制身体的旋转速度；地球南北极冰山的融化，改变了地球的转动惯量，使得地球本身的自转角速度发生变化。

本实验研究刚体作定轴转动时外力矩与角加速度的关系，进而验证刚体转动定律；掌握利用直线拟合计算转动惯量和摩擦力矩的处理数据方法。通过实验还可以进一步了解刚体的质量分布对刚体转动惯量的影响，从而验证刚体转动中的平行轴定理。

▶实验原理

实验装置如图 2－1 所示，A 是一个具有五种不同半径 r 的塔轮（r 分别为 1.00、1.50、2.00、2.50、3.00 cm）；塔轮上端对称地伸出两根有等分刻槽的同长均匀细圆柱 B 及 B′，B 及 B′上各有一个可以移动的圆柱形物体（质量均为 m_0）。A、B、B′及两个 m_0 组成一个可以绕固定轴 OO' 转动的刚体系统。塔轮 A 各级的轮缘上都有一条小槽，用以嵌绕细线，绕在塔轮上的细线通过定滑轮 C 与钩码相连。钩码质量为 5.00 g，其上可根据需要加载若干个砝码（每个砝码均为 5.00 g）。它们的总质量以 m 表示，m 自由悬挂（无论静止或下落）时，通过细线对刚体系统施加（外）力矩。滑轮 C 的支架高度可以调节，并用螺丝 D 固定，以保证当细线绕在塔轮不同半径的各级轮周上，都可基本保持与轮轴相垂直。滑轮台架 E 用螺旋扳手 H 固定在实验桌边缘，当改变细线

嵌绕的塔轮半径 r 时，需要相应的移动 E 的位置，以保证从滑轮槽面通过的细线与所用的塔轮轮周相切。滑轮台架 E 上有一个金属片 F，用来判断砝码的起始位置。取下塔轮，换上铅直准锤，通过底脚螺丝 S_1、S_2、S_3 可以调节 OO' 竖直，再换上塔轮，转动合适后用固定螺丝 G 固定。

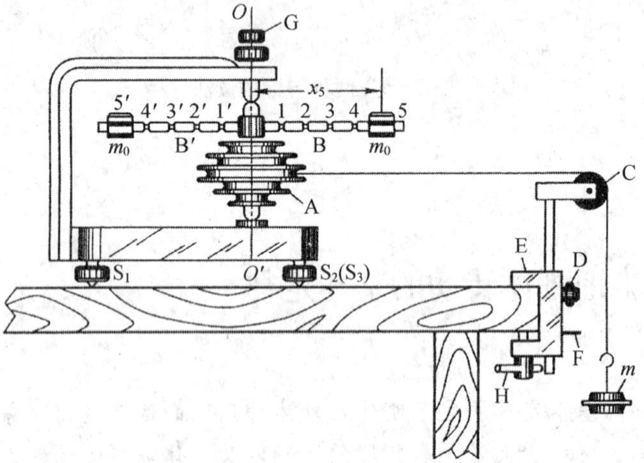

图 2-1 刚体转动实验装置

根据转动定律，刚体绕固定轴转动时，有

$$M = Tr - M_0 = I\beta \tag{2-1}$$

式中 M 为刚体所受的合外力矩，T 为绳子的张力，与刚体转轴垂直，r 为塔轮的绕线半径，M_0 为摩擦力矩；I 为刚体对该轴的转动惯量；β 为刚体转动的角加速度。当略去滑轮及细线的质量、滑轮轴上的摩擦力，并认为细线的长度不变时，砝码 m 以加速度 a 下落，则有

$$T = m(g - a) \tag{2-2}$$

式中 g 为重力加速度。

若砝码 m 由静止开始下落高度 h 所用的时间为 t，则

$$h = \frac{1}{2}at^2 \tag{2-3}$$

又因

$$a = r\beta \tag{2-4}$$

由（2-1）～（2-4）式，有

$$m(g - a)r - M_0 = \frac{2hI}{rt^2} \tag{2-5}$$

在实验过程中保持 $a \ll g$，则有

$$mgr - M_0 \approx \frac{2hI}{rt^2} \tag{2-6}$$

若 $M_0 \ll mgr$，可略去 M_0，于是有

$$mgr \approx \frac{2hI}{rt^2} \tag{2-7}$$

下面分别讨论几种情况：

1. 根据（2-7）式，若保持 r、h 及 I 不变，依次改变 m，并测出相应的下落时间 t，则有

$$m = \left(\frac{2hI}{gr^2}\right)\frac{1}{t^2} = K_1 \frac{1}{t^2} \tag{2-8}$$

式中 $K_1 = \frac{2hI}{gr^2}$，m 与 t^2 成反比。如果考虑 M_0，但设 M_0 保持不变，则根据（2-6）式有

$$m = \left(\frac{2hI}{gr^2}\right)\frac{1}{t^2} + \frac{M_0}{gr} = K_1 \frac{1}{t^2} + C_1 \tag{2-9}$$

式中 $C_1 = \frac{M_0}{gr}$。

在直角坐标纸上做 $m\text{-}1/t^2$ 图，若为直线，则说明转动定律（2-1）式成立。由图线的斜率 K_1 即可求得 I，再由截距 C_1 可求出 M_0。

2. 若保持 h、r、m 不变，对称地改变两 m_0 的质心到 OO' 轴的距离 d，则根据刚体转动惯量的平行轴定理，整个刚体系统对 OO' 轴的转动惯量为

$$I = I_0 + I_C + 2m_0 d^2 \tag{2-10}$$

式中 I_0 为 A、B、B′绕 OO' 轴的转动惯量，I_C 为两个圆柱绕过其质心且平行于 OO' 轴的转动惯量，将（2-10）式代入（2-7）式有

$$t^2 = \frac{2h}{mgr^2}(2m_0 d^2 + I_0 + I_C) = \left(\frac{4m_0 h}{mgr^2}\right)d^2 + \frac{2h(I_0 + I_C)}{mgr^2} = K_2 d^2 + C_2 \tag{2-11}$$

考虑摩擦且认为摩擦力矩不变，则有

$$t^2 = K_2 d^2 + C_2' \tag{2-12}$$

（2-11）及（2-12）式中的 K_2、C_2 及 C_2' 均为常量，所以 t^2 与 d^2 是线性关系。

在直角坐标纸上作 $t^2\text{-}d^2$ 图，若是一条直线，则可以验证转动定律及平行轴定理都是成立的。

注 意

1. 安装实验装置或实验过程中挪动其位置时，必须把 OO' 轴线调整到铅直位置。
2. 塔轮上的绕线要尽量密排，不要重叠。
3. 保持绳子张力的方向与转轴互相垂直。

▶实验内容

一、必做部分

1. 选 $r=2.50\text{cm}$，将两个 m_0 放于（5，5′）位置。量出标记 F 至地面的垂直距离 h，让 m 每次都从 F 处由静止开始下落，直至落到地面为止。m 从 10.00 g 起，每次增加 5.00 g，直到 $m=35.00\text{ g}$ 为止。对每一 m，测三次下落时间 t 取平均。将数据记入表 2-1，用 m 及 t^{-2} 作图，由斜率求出转动惯量 I。

表 2-1

m/g	10.00	15.00	20.00	25.00	30.00	35.00
t_1/s						
t_2/s						
t_3/s						
$\bar{t}$/s						
$\bar{t}^{-2}$/s^{-2}						

2. 维持 $m=10.00\text{ g}$，$r=2.50\text{ cm}$。对称地改变 m_0 位置，使之分别位于（1，1′）、（2，2′）、（3，3′）、（4，4′）、（5，5′），用游标卡尺测量 A、B、C（如图 2-2 所示）计算相应的 d（m_0 质心到 OO' 轴的距离），并测出相应的 t，将数据记入表 2-2。观察转动惯量与质量分布的关系，作 t^2-d^2 图，以检验平行轴定理。

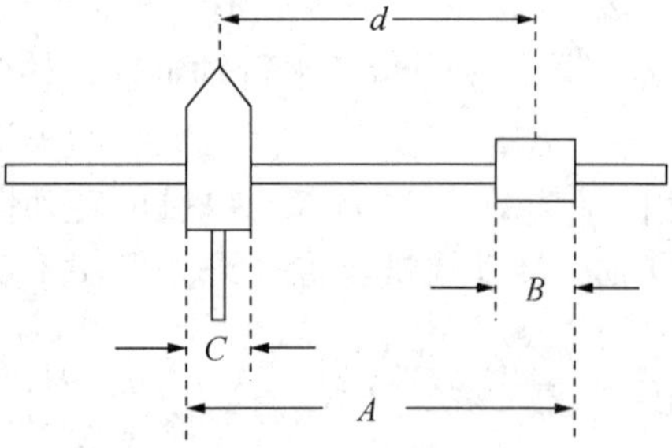

图 2-2 圆柱体质心到转轴的距离

表 2-2

次数	1	2	3	4	5
B/cm					
C/cm					
$\bar{B}$/cm			$\bar{C}$/cm		
位置	1，1′	2，2′	3，3′	4，4′	5，5′
A/cm					
d/cm					
t_1/s					
t_2/s					
t_3/s					
$\bar{t}$/s					
d^2/cm^2					
$\bar{t}^2$/s^2					

二、选做部分

维持 m=10.00 g，r=2.50 cm，改变 m_0 位置，令其位于（3，3′）、（2，4′）、（1，5′）。测量 t，研究转动惯量与轴线的关系，并验证平行轴定理。要求自行设计具体的实验步骤及数据表格。

思考题

1. 实验中应如何保证 $g \gg a$ 的条件？由于作了这一近似，会对实验结果产生什么影响？根据你的实验数据，可能产生的最大影响有多大？
2. OO' 轴至滑轮架的距离过小或过大时，对实验结果各有什么影响？
3. 若要改变 r 进行实验，必须注意什么问题？
4. 如果要测出铁质圆柱体 m_0 在（5，5′）位置上对 OO' 轴的转动惯量，应如何进行？
5. 测 t 时，你如何判断所测数据是否合理？影响测准 t 的主要因素有哪些？

参考文献（FURTHER READING）

吕斯骅、段家忯. 新编基础物理实验. 北京：高等教育出版社，2006.

（苑桂红）

实验三　温度传感器的特性及其应用

温度是医药科学领域中一个重要的物理量，人体温度相对恒定是维持人体正常生命活动的重要条件之一，如体温高于41℃或低于25℃时将严重影响人体各系统（特别是神经系统）的机能活动，甚至危害生命。机体的产热和散热，是受神经中枢调节的，很多疾病都可使体温正常调节机能发生障碍而使体温发生变化。因此临床上对病人测量体温并观察其变化对诊断疾病或判断某些疾病的预后有重要意义。

温度传感器可以将温度转换成易于处理的电信号，它与水银温度计相比具有测温范围广、测量精度高、温度响应快等优点。通过本实验可以了解常用热电式温度传感器的测温原理及其特性，并利用非平衡电桥组装数字式温度计。

▶实验原理

在各行各业和人们日常生活中所遇到的信息中，绝大部分是非电学量的，对于这些非电学量信息，即使能检测出来也难以放大、处理和传输。为此就要有一种特殊功能元件，它不仅能灵敏地检测有关信息而且还能把它转换成电子仪器或计算机所接受和处理的电信号，具备这种功能的器件称为传感器。传感器又称换能器、变换器及探测器等。用于生物医学领域的传感器称为生物医学传感器或医用传感器。生物医学传感器的作用是检测生物的各种信息并转换成容易处理的电信号输出，以满足生物医学基础研究和临床诊断、分析所需的数据和图像，它在医学仪器的研制和医学实验中占有重要地位。随着科学技术的发展，医学科学已进入了崭新的阶段，从定性医学走向定量医学。在此发展过程中生物医学传感器起了重要作用，它延伸了医生的感觉器官，把定性感觉扩展为定量的测量。

提示　在临床医学中，温度是一个非常重要的生理参数，病人的体温为医生提供了生理状态的重要信息。体表体温是诊断休克病人的一种重要参数，因为休克病人的低血压引起末梢的低血流量。感染通常由体温的增加反映出来，并且由皮肤发热红肿和失水来反映。在外科手术时，医生常使用低温麻醉技术，以期降低病人的新陈代谢和血液循环量。在儿科学方面，精确控制调节温度的保温箱为新生儿提供所需要的温度环境，稳定新生儿的体温。医生们已经证明关节温度与局部发炎程度密切相关，由关节炎和慢性炎症所引起的血流量增加，能够通过对温度的测量反映出来。

一、温度测量方法

在生物医学领域中测量温度的方法很多，按测量原理可分为：

热膨胀式：利用材料的热膨胀效应对温度变量进行测量，如水银温度计。这不属于传感器范畴。

提示　目前在医学基础研究与临床应用中的温度测量多采用水银温度计。水银温度计具有简便、准确、直观、价廉的优点，因而广泛应用于临床上的体温测量。但它的测温时间较长；测温范围有限（－38～350℃）；不能自动记录和显示。最重要的是存在水银污染，如果打碎一只水银体温计，在一个 12～16 m^2 的病房内，如不特殊处理可使病房内水银蒸汽含量超过安全限的数倍并持续很长时间。

热电式：利用某些材料或元件的电学特性（电压、电流、电阻等）随温度变化的性质，将温度的变化转化为电学量的变化进行测温。如热电偶，热敏电阻，PN 结或集成电路等。

热辐射式：利用热辐射成像原理测量温度，如红外热成像仪等。

其他：如利用石英晶体固有频率随温度变化进行测温的石英晶体测温传感器；利用胆甾相液晶材料的反射光色泽随温度变化的液晶温度计（液晶测温膜）等。

按测量方法可以分为接触式和非接触式两种。接触式测量需要直接接触被测物体，以测量待测部位的温度；非接触式测量不需直接接触被测物体就可以测量待测温度。上述各种测量原理中，除热辐射属于非接触式测量外，其他均属于接触式测量。

随着微电子技术的发展，出现了各种各样的电子温度计，并在医院门诊和病房监测中发挥作用。电子温度计特别适用于水银温度计不便测量的一些部位（如食管、鼓膜等）的温度测量。下面主要介绍几种热电式温度传感器的工作原理、温度响应特性及其使用方法。

二、常见温度传感器的工作原理及其应用

1. 热电偶

实验发现，将两种不同的金属 A、B 组成闭合回路（如图 3－1 所示）。如果两个接触点的温度不同，即 $T_1 \neq T_2$ 时，在回路中就会产生电动势，有电流流过。这种现象称为温差电现象，回路中产生的电动势 ε 称为温差电动势，而这两种金属组成的回路称为热电偶。

热电偶的温差电动势与两接触点温度的关系可近似表示为

$$\varepsilon = \alpha(T_1 - T_2) + \beta(T_1 - T_2)^2 \tag{3-1}$$

式中α和β为常数，它们由两种金属的特性决定；T_1为被测温度（℃）；T_2为参比温度（℃），通常令$T_2=0$℃。但因常用热电偶材料的β值不大，故在（T_1-T_2）不太大时，一般可近似认为温差电动势与温度差成线性关系。如要精确测量，可以用数字电压表直接测得温差电动势后通过查表的方法得到被测温度。普通热电偶的灵敏度在20℃时，变化范围是6.5～80 μV/℃。精度为0.25%～1%。表3-1列出了几种常用热电偶的特性。

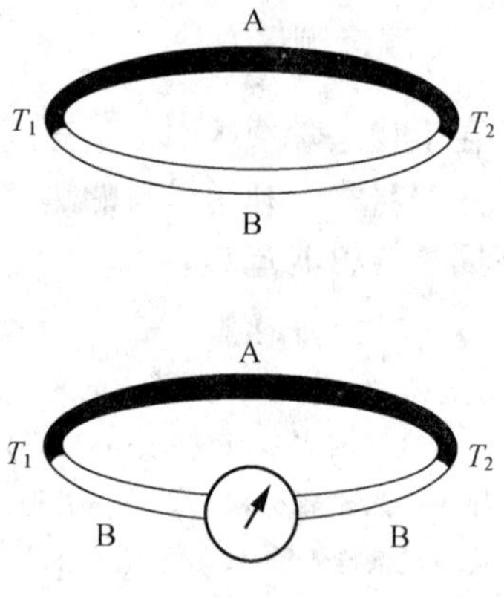

图3-1　热电偶示意图

表3-1　一些常用热电偶的特性

热电偶	灵敏度(20℃) μV/℃	有用量程℃	说　明
铜/康铜($Cu_{100}/Cu_{57}Ni_{43}$)	45	－150～＋350	精度约±0.5%
铁/康铜	52	－150～＋1 000	精度约±1%
铬镍合金/镍铝合金 ($Ni_{90}Cr_{10}/Ni_{94}Mn_3Al_2Si_1$)	40	－200～＋1 200	恶劣环境中性能良好，精度约±0.5%
铬镍合金/康铜	80	0～＋500	恶劣环境中稳定性好，普通材料中灵敏度最高
铂/铂铑合金 ($Pt_{100}/Pt_{90}Ph_{10}$)	6.5	0～＋500	很稳定，昂贵；灵敏度低；精度约±0.25%

表中数据的参比温度为0℃，并以高纯度和高均匀度的标准热电偶材料为依据。若要达到高于0.5%的精度，必须对每一热电偶单独进行校准。在实际情况下，参比接点应保持在已知的恒定温度下作为基准，以便测定被测的未知温度。

生物医学中应用热电偶测量温度的优点有：热电偶的测量端可以做得很小，最小的热电偶直径可小于12 μm，因此可测量空间任一点的温度，而水银温度计只能测量水银球所占空间的平均温度；热电偶测量端尺寸很小，热容量也小，因此温度响应快，热时间常数小于1 ms；热电偶容易制造，稳定性好。此外，热电偶测量温度的范围很广，可从－200多度（℃）到2 000多度（℃），远高于水银温度计的－38～＋350℃。为了消除传导和辐射误差，提高响应速度和空间分辨率，热电偶的接点应做得尽量小。热电偶温度计的缺点是输出电压小，灵敏度较低，并需要一个参比温度。

在生物医学研究中，应用热电偶非常普遍，如把热电偶探头（测量端）放在导管端部或注射针内，可以测量皮下和体内的温度。热电偶的尺寸小，特别适合要求空间分辨力高，响应快的场合，如用于细胞内瞬态温度的测量。

2. 热敏电阻

几乎所有物质的电阻率都随其本身温度的变化而改变，这一物理现象称为热电阻效应。利用这一原理制成的温度敏感元件称为热敏电阻。通过热敏电阻可以将温度的变化变换成热敏电阻的阻值变化，从而实现温度测量。热敏电阻一般采用半导体或导体材料制作。

(1) 半导体热敏电阻

采用半导体材料制作温度传感器，由于体积小，灵敏度高，长期稳定性好等优点，因而在生物医学的温度测量中也得到广泛应用。

热敏电阻分为三类：负温度系数（NTC）型，是由某些金属氧化物高温烧结而成，其电阻值随温度的升高而减小；正温度系数（PTC）型，由钛酸钡和钛酸锶的混合物高温烧结而成，其电阻值随温度的升高而增加；单晶掺杂的半导体（通常是硅），温度系数为正。

NTC型热敏电阻的温度系数一般为－3%～－5%/℃，比金属的温度系数大10倍左右。电阻值从数欧到几兆欧。某些玻璃封装的器件，稳定度可达±0.2%/年。用钛酸钡烧结的 PTC 型热敏电阻温度系数更大（10%～60%/℃）。图 3-2 是几种常见的半导体热敏电阻和测温探头的结构外形。

提示 根据不同的使用要求，半导体热敏电阻可以做成各种不同的形状。生物医学测量中常用珠状或薄片状的热敏电阻作为温度测量探头。因为这两种结构都可以做得很微小。而且热惯性小，响应时间很短。珠状热敏电阻通常是用金属氧化物混合材料制成的，其外层用玻璃粉烧结成很薄的防护层。圆珠直径可以做到小于 0.15 mm。薄片状热敏电阻常用单晶半导体材料（如碳化硅，SiC）制作，薄片半导体材料外面覆之以高强度绝缘漆一类材料作为防护绝缘层。这种形状的热敏电阻很适合于测量表面温度和皮肤温度等。近年来发展的薄膜型热敏电阻，厚度可以做得非常薄，甚至只有几十个纳米（$1\,nm=10^{-9}\,m$），用它做测温元件将很有前途。图 3-2 还给出了以半导体热敏电阻作为温度敏感元件的几种常见测温探头形式。一种是口腔型测头，热敏电阻的引出线采用柔软的铜导线。外面整个用软塑料套保护，然后再在外面加一个硬质塑料套管，套管头部有一个铝或不锈钢质圆头以利于导热。这种硬质塑料套管可以在每次使用完毕后取下消毒。口腔型测头的尺寸相似于常用的水银温度计。当然也可以用口腔型测头测量腋温或直肠温。第二种是表面型测头。将薄片型热敏电阻粘贴在底基片上，底基形状一般为圆片或长方片，主要用于测量体表温度。第三种是注射针型测头。将微型的珠状热敏电阻封装在注射头的顶端。引出线穿过针头管引出，考虑到针管内径很小，常把热敏电阻的其中一根引线直接与针管内壁相连，这样针管内只需通过一根引线就可以了。注射针型测头可用来测量肌肉温度和浅表血管内的血液温度，通常用于动物实验。根据不同的测温要求，还有各种不同形式的热敏电阻测温探头。例如：将热敏电阻组装在心导管的端部，用来测定血液温度；将热敏电阻组装在呼吸传感器内用来测定呼吸气流温度；还有将热敏电阻与集成发射线路组装成微型温度遥测发射机，作成药丸形状，可以吞服，用来遥测体内温度。通过不同的热敏电阻测温电路，可以将温度值以数字方式显示出来，成为数字式温度计。

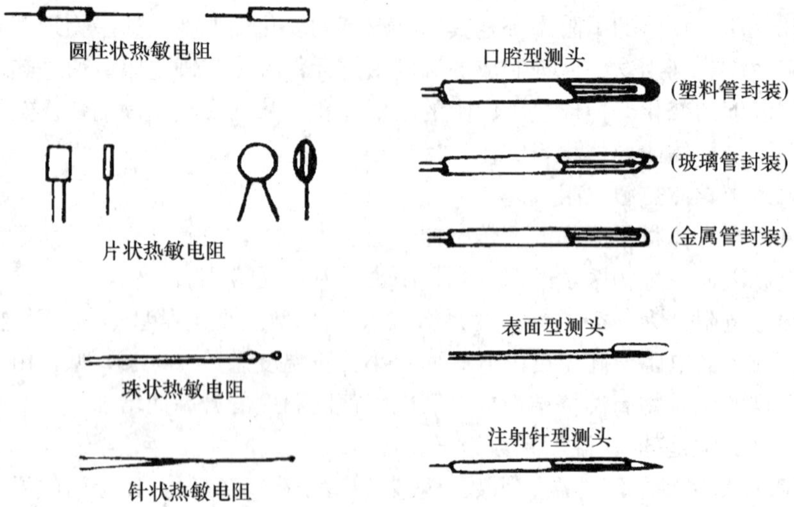

图 3-2　几种常见的热敏电阻和测温探头的结构外形

(2) 金属热电阻

纯金属是热电阻的主要材料。作为测温元件的金属材料必须随温度变化具有良好的线性、稳定性和较高的电阻率。常用的金属热电阻材料是铂和铜。

铂电阻的阻值和温度之间的关系接近线性，在 0～630℃范围内，其电阻-温度关系为

$$R_t = R_0(1 + At + Bt^2) \tag{3-2}$$

在－200～0℃内则为

$$R_t = R_0[1 + At + Bt^2 + C(t - 100)t^3]$$

式中：R_t为温度 t℃时铂电阻值；$R_0=100\ \Omega$，为温度 0℃时的铂电阻值；A、B、C为常数，$A=3.908\,3\times10^{-3}$℃$^{-1}$，$B=-5.775\times10^{-7}$℃$^{-2}$，$C=-4.183\times10^{-12}$℃$^{-4}$。在 0～100℃范围内（3-2）式可近似为

$$R_t = R_0(1 + A_1 t) \tag{3-3}$$

金属热电阻温度传感器根据不同要求设计了各种不同的结构形式，如棒式、薄片式等等。在我们所用的棒式铂电阻温度传感器中，铂热电阻外面套以

不锈钢保护管，热电阻引出线用耐高温线引出，其电阻值可由数字万用表电阻档直接测量。由于铂的温度系数较小，而且其电阻值低，因此，在高精度测量或远距离测量时，必须考虑引线电阻的影响。这时可采用如图 3-3 所示的三导线接法，将热电阻 R_t 两端改用三根连接线，从 R_t 的 1、2、3 三点分别接出三根相同的连接导线（同材料、等长度、等截面积）。分别测出 R_1 和 R_2，二者相减即可消除导线电阻的影响（$R_t=R_1-R_2$）。也可通过测量电路自动修正引线电阻引起的误差。

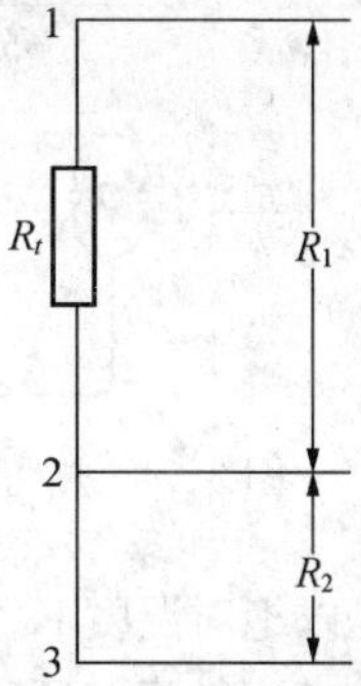

图 3-3 三导线接法

铂电阻温度计具有准确度高、灵敏度高、稳定性好等优点。在 0～100℃范围内，采用非线性补偿后，铂电阻测温误差可降到 0.05℃。

3. 集成电路温度传感器

PN 结的伏安特性与温度有关，利用 PN 结的这一特点可以制成各种温度传感器，典型的 PN 结型温度传感器有二极管温度传感器，三极管温度传感器和集成电路温度传感器。下面简单介绍集成电路温度传感器。

集成电路温度传感器是将作为感温器件的温敏三极管（一般为差分对管）及其外围电路集成在同一芯片上的集成化 PN 结温度传感器，它产生与绝对温度成正比的电压和电流。这种传感器线性好，精度高，互换性好，并且体积小，使用方便，其工作温度范围一般为－50～＋150℃。集成电路温度传感器按其输出可分为电压型和电流型，典型的电压型集成电路温度传感器有 μPC616A/C，LM135，AN6701 等；典型的电流型集成电路温度传感器是 AD590。

AD590 是一个两端器件，实际上可以等效为电流随温度变化的恒流源，当在 AD590 的两引出端施加 4.5～20 V 的直流工作电压时，其输出电流随温度的变化关系为

$$I = Bt + A \tag{3-4}$$

式中输出电流 I 的单位为 μA，t 为摄氏温度；B 为斜率（一般 $B=1$ μA/℃，即 AD590 的温度升高或降低 1℃，则输出电流增加或减少 1 μA），A 为 0℃时的电流值，$A=273$ μA，恰好与冰点的热力学温度 273 K 相对应。AD590 的测温范围为－55～＋150℃，其精度可达±0.5℃。由于该传感器为电流输出型，并且输出阻抗高，因此，它的抗干扰能力强，用普通的绞合线就可以进行有线温度遥测。

AD590 直接与直流稳压电源和数字电流表串联（如图 3-4 所示）就组成了一个显示绝对温度的热力学温度计，数字电流表以 μA 为单位显示的电流值

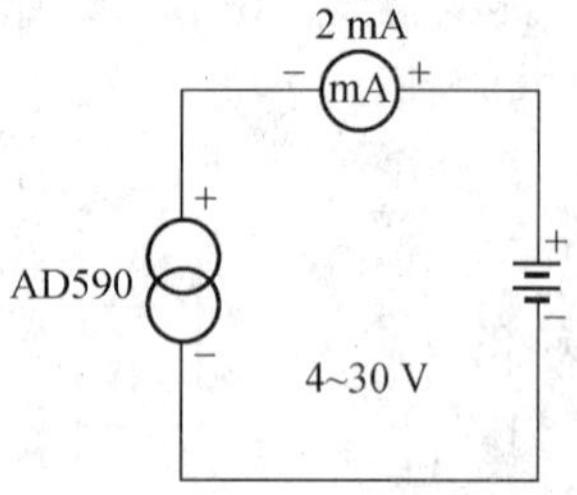

图 3-4 热力学温度计电路

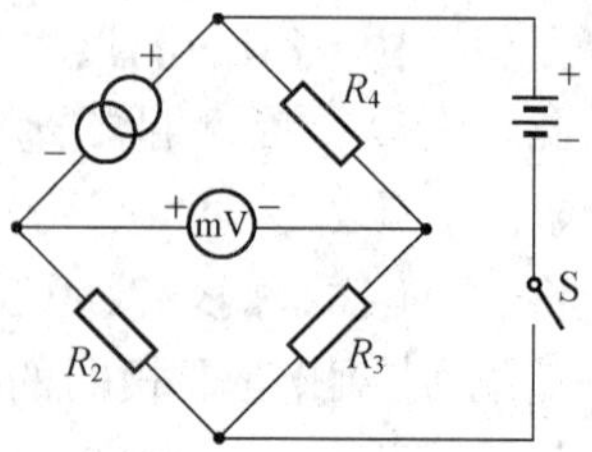

图 3-5 摄氏温度计电路

即是以绝对温度 K 为单位的被测温度。若要显示摄氏温度可将 AD590、3 只电阻箱、直流稳压电源和数字电压表连接成如图 3-5 所示桥式电路。R_2 和 R_3 各取 1 000 Ω，将 AD590 置于冰点（0℃），调节 R_4 使数字电压表示值为零。这时通过 R_3、R_4 的电流与通过 AD590 和 R_2 的电流相同，均为 273 μA。然后将 AD590 放入温度为 t℃的水中，通过 AD590 和 R_2 的电流变为 $t+273$ μA，而通过 R_3 的电流仍为 273 μA。因此数字电压表的示值（即 R_2、R_3 两端的电势差）为

$$[(t+273)-273]\mu\text{A}\times 1\,000\,\Omega = t\,\text{mV}$$

与被测的摄氏温度相同。

▶实验内容

一、必做部分

1. 测量集成电路 AD590 温度传感器的电流与温度的响应曲线。AD590 按图 3-4 接线用数字万用表直流电流挡直接测量其电流；温度用热电偶测量，将镍铬-铜镍合金（康铜）热电偶放置在支架上，左端接点插入盛有冰水混合物的保温杯中，作为参比温度（在标准大气压下，纯净的冰和纯水的平衡温度为 0℃）。右端接点与 AD590 测温探头一起插入盛有水的烧杯中，加热烧杯中的水，作为被测温度。数字电压表串联在热电偶中，从室温开始至水沸腾每增加 5～10℃同时读取热电偶的温差电动势和集成电路 AD590 的电流值，通过查表（镍铬-铜镍合金热电偶分度表见附录 1）求出温度值。把实验数据用最小二乘法进行线性拟合，求出（3-4）式中的斜率 B、截距 A 和相关系数 r。

2. 由图 3-5 组装数字温度计，并用此数字温度计测量铂电阻（Pt 100）的电阻值随温度变化的关系曲线。热敏电阻直接与数字万用表欧姆挡相连测量其电阻，将铂电阻和集成电路 AD590 的测温探头一起插入盛有水的烧杯中，加热烧杯中的水，每增加 5～10℃同时读取热敏电阻的电阻值和数字温度计显示的温度值。用最小二乘法对实验数据进行线性拟合，求出（3-3）式中的

R_0、A_1 和相关系数 r。

二、选作部分

1. 由数字温度计测量实验者身体不同部位的体温。
2. 测量半导体热敏电阻的电阻值随温度变化的关系曲线。

由于我们所用的温度传感器没有经过专门的温度校准，因此会有一定的测量误差。而作为数字温度计的温度传感器一般每年都要进行一次温度校准。

注 意

1. 集成电路 AD590 的测量端应尽可能靠近热电偶或热敏电阻的测量端，以减小它们之间的温度差；烧杯中放入 4/5 的水为宜，温度传感器的测量端应没入水中，同时避免温度传感器的测量端与烧杯壁或底部接触。
2. 集成电路 AD590 和热敏电阻的引出线（塑料软管）可以放入沸水中，但应避免酒精灯直接烧烤及直接与高温的金属（如铁夹子）接触。
3. 测量集成电路 AD590 的电流时，接好线后应先将万用电表的电流挡放在较大量程上，打开电源后再打开万用电表，以免接通电路瞬间产生的较大电流损坏万用电表。

思考题

1. 热电偶暴露在空气中的金属丝 A、B 若在某处接触，将产生什么影响？
2. 为了增大在同一温度差下已知的两种金属的温差电动势，应怎样把多个热电偶连接起来（成为热电堆）？
3. 若集成电路 AD590 温度传感器的灵敏度即（3－4）式中斜率 B 不是严格的 1.000 μA/℃，而是略有差异，应如何通过改变 R_2 的阻值，减少数字温度计的测量误差？
4. 试比较金属热敏电阻与半导体热敏电阻的优缺点。

附录 1 镍铬-铜镍合金（康铜）热电偶（E 型）分度表

表 3－2 90 国际温标 ITS-90 镍铬-铜镍合金（康铜）热电偶（E 型）分度表

参比温度：0℃

ε/mV　t/℃ \ t/℃	0	1	2	3	4	5	6	7	8	9
0	0.000	0.059	0.118	0.176	0.235	0.294	0.354	0.413	0.472	0.532
10	0.591	0.651	0.711	0.770	0.830	0.890	0.950	1.010	1.071	1.131
20	1.192	1.252	1.313	1.373	1.434	1.495	1.556	1.617	1.678	1.740
30	1.801	1.862	1.924	1.986	2.047	2.109	2.171	2.233	2.295	2.357

续表

ε/mV t/℃ \ t/℃	0	1	2	3	4	5	6	7	8	9
40	2.420	2.482	2.545	2.607	2.670	2.733	2.795	2.858	2.921	2.984
50	3.048	3.111	3.174	3.238	3.301	3.365	3.429	3.492	3.556	3.620
60	3.685	3.749	3.813	3.877	3.942	4.006	4.071	4.136	4.200	4.265
70	4.330	4.395	4.460	4.526	4.591	4.656	4.722	4.788	4.853	4.919
80	4.985	5.051	5.117	5.183	5.249	5.315	5.382	5.448	5.514	5.581
90	5.648	5.714	5.781	5.848	5.915	5.982	6.049	6.117	6.184	6.251
100	6.319	6.386	6.454	6.522	6.590	6.658	6.725	6.794	6.862	6.930

附录 2　内插法

当测量到热电偶的温差电动势数值在分度表中没有时，表示此时的温度不是整数。需要用线性内插法计算此时的温度值。若热电偶的温差电动势为 ε_x，在分度表中可以查出 ε_x 两侧与之最接近的两个值为 ε_1 和 ε_2，以及 ε_1 和 ε_2 所对应的温度值 t_1 和 t_2。则被测温度 t_x 满足

$$\frac{t_x - t_1}{t_2 - t_1} = \frac{\varepsilon_x - \varepsilon_1}{\varepsilon_2 - \varepsilon_1}$$

即被测温度 t_x 可由下式求出

$$t_x = t_1 + \frac{\varepsilon_x - \varepsilon_1}{\varepsilon_2 - \varepsilon_1}(t_2 - t_1)$$

例如：实验测得温差电动势为 3.325 mV，分度表中与之最接近的两个值分别是 3.301 mV 和 3.365 mV，它们对应的温度分别是 54℃和 55℃。则由上式可计算出被测温度为 54.4℃。

参考文献 (FURTHER READING)

1. 姜远海、霍纪文、尹立志. 医用传感器. 北京：科学出版社，1997.
2. 沈元华、陆申龙. 基础物理实验. 北京：高等教育出版社，2003.
3. 陈延航、沈力平、林真、李士婉. 生物医学测量. 北京：人民卫生出版社，1984.
4. 彭承琳编. 生物医学传感器——原理与应用. 重庆：重庆大学出版社，1992.

（喀蔚波）

实验四　示波器的使用

示波器是利用示波管内电子束在电场（或磁场）中的偏转，显示随时间变化的电信号的一种观测仪器。它不仅可以定性观察电路（或元件）中电信号的动态变化过程，而且可以定量测量各种电学量和能转换为电信号的非电学量，如电压、电流、压力，声光信号等，包括心电、脑电、血压等生物信号以及信号的变化周期、波形的宽度及上升时间（或下降时间）等。还可以作为显示设备显示雷达信号及血压、脉搏随时间的变化等。自1931年美国研制出第一台示波器至今，它在各个研究领域都获得了广泛的应用。

示波器能得到如此广泛的应用，是由于它具有一些独特的性能，其中最主要的一点是使用电子射线作为指示系统，它在电场或磁场的作用下偏转时几乎没有惯性，因此可以用来显示极其迅速的变化，可以适用很高的频率（GHz）。其次就是示波器可以同时反映两个或三个变量之间的关系，可以直接显示变化曲线，这都是指针式仪表无法与之相比的。

本实验通过用示波器观察各种电信号的波形，测量交流信号的电压、周期、频率等参数，了解示波器的基本结构及工作原理，熟练地掌握示波器的调节和使用。

▶实验原理

示波器结构如图4－1所示，由阴极射线管（示波管）、放大电路、扫描和同步电路及电源等部分组成。各部分的工作原理如下：

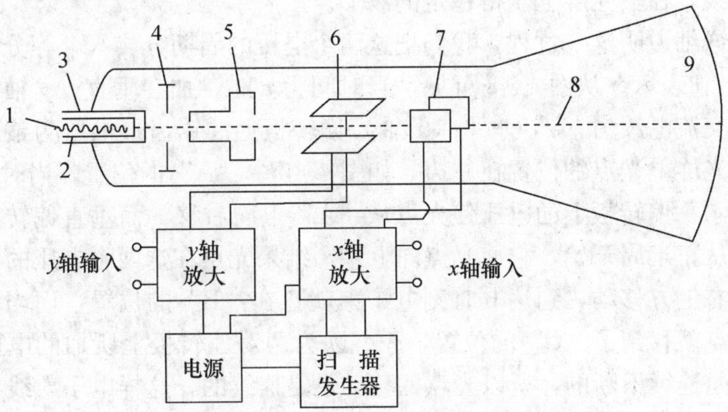

图4－1　示波器的结构图

阴极射线管是示波器中最主要的部分，为一个抽成真空的玻璃管（图4-1中上面的管子），其中1是灯丝，用来加热阴极2，使加热后的阴极发出电子。3是控制极，用来控制发出的电子数目（辉度控制）。4和5是阳极，用来加速电子，并使电子束8聚焦于荧光屏9上，荧光屏上涂有荧光物质，当电子束射到荧光屏上时，荧光屏上就会发出光来，这样就可以看到电子射线所轰击的位置。在电子射线的路径上还有两对偏转板——垂直偏转板6和水平偏转板7。当偏转板上加上电压时，穿过其间的电子束在电场作用下就会在垂直方向和水平方向上发生偏转。在一个示波器上，电子的速度、偏转板的大小、偏转板到荧光屏的距离都是固定不变的，因此电子束在水平方向和垂直方向偏离中心的距离分别与偏转板上所加的电压成正比。

若被观测信号是一个如图4-2（a）所示的正弦电压，如果将这个电压加到示波器的垂直偏转板上，在频率很低时，可以见到光点沿垂直方向在同一直线上往返运动，频率高一些就看不到光点的运动，只看到一条不动的垂直亮线。要想在荧光屏上观察到按正弦波形变化的电压图形，就必须通过扫描电压发生器在水平偏转板上同时加一个锯齿形扫描电压，如图4-2（b）所示，以使电子射线在沿垂直方向运动的同时，也沿水平方向等速地向右运动，这样才能展开电压的图形。同时应使扫描电压的周期与被观测的正弦波电压的周期相同或成整数倍，以使电子束在每经历一个（或几个）周期后沿水平方向迅速地回到原来的位置，再重复相同的运动路线，在荧光屏上获得稳定的波形。

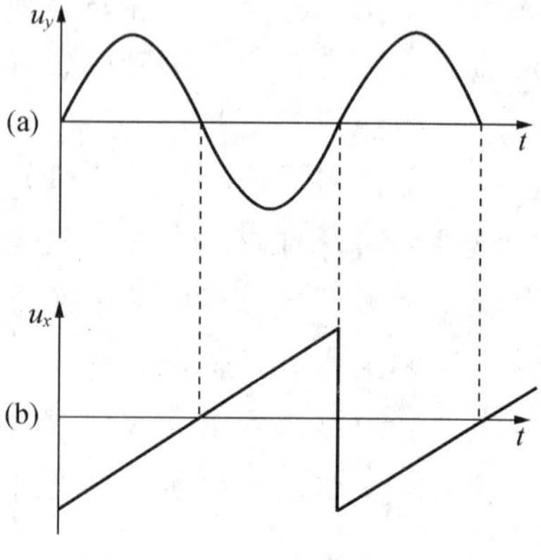

图4-2

为了详细说明这一过程，我们把这两个电压的周期分成八个等分，分别以a，b，…，i表示。从图4-3可见，当时间为a时，加在垂直（y轴）偏转板上的正弦交流电压为0V，水平（x轴）偏转板上的锯齿形电压为最小值，因此这时荧光屏上光点的位置在左边，如图4-3中“A”的位置，当时间从a变到b时，水平偏转板上的电压使光点从“A”点向右移，而垂直偏转板上的交流电压恰从正半周开始，它使光点向上移，结果光点在这两个电压的同时作用下，就向右上方移动，到达b时刻电子束就打在“B”的位置，而当到达c时刻时，光点就移到了“C”的位置，…。因为两对偏转板上所加的电压在这个过程中都是连续不断的，所以光点的移动也是连续的，这样电子射线在荧光屏上就画出一个完整的正弦波形电压曲线。在正弦电压一个周期结束的时刻也是锯齿形电压完成一个周期的时刻，于是光点立刻从“I”处回到“A”处，然后再重复第二个周期，因此，在第二个周期内画出的曲线正好与前一个周期的曲线完全重合，所以我们可以看到一个稳定不动的曲线——一个完整的被观测信号电压的波形。

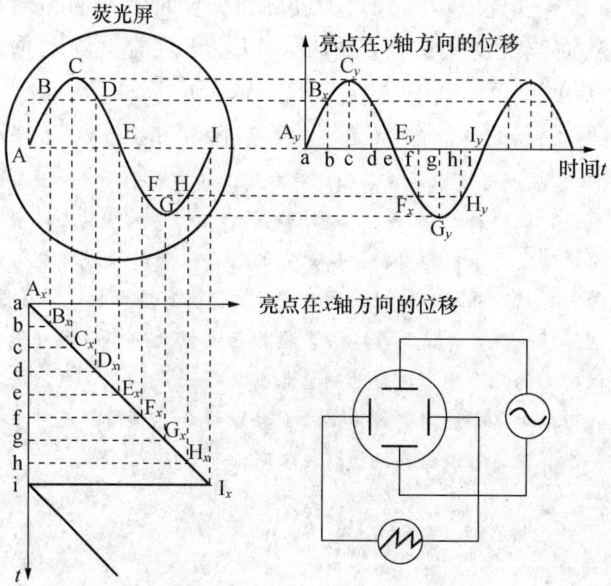

图 4 - 3

由此可知，若信号电压的频率是扫描电压频率的 n 倍，即扫描电压的周期是信号电压周期的 n 倍，荧光屏上可以看到 n 个完整、稳定的信号电压波形。若信号电压的频率与扫描电压频率的整数倍稍有差异，波形就不稳定。为此，在示波器中设置了扫描同步电路，即触发电路。利用它提供一种触发信号使扫描信号的发生与外加信号同步，从而获得稳定的波形。图 4 - 4 为内触发（被测信号触发）的示意图。

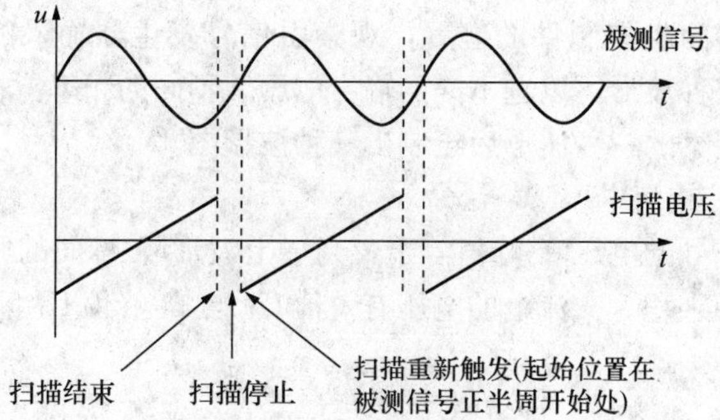

图 4 - 4

扫描电压的周期，即扫描时间的长短，可以通过示波器上的扫描因数步进旋钮调节。屏上水平刻度表示时间，单位是 s/div（或 ms/div，μs/div），即秒/格（或毫秒/格，微秒/格），其中 1 格是指屏上相邻网格线的间距。

为了能观测较大电压范围的被测信号，示波器设计有放大器/衰减器，通过放大器/衰减器（垂直偏转因数）步进旋钮调整加在垂直偏转板上的被测信号的电压值，从而改变屏上图形的高度，以便于观察。屏上垂直刻度表示电压，单位是 V/div(或 mV/div)，即伏/格（或毫伏/格）。

提示 除上述模拟示波器外，近年来数字示波器的使用日益普及。数字示波器诞生于 20 世纪 70 年代，其工作原理与模拟示波器相比有本质上的不同。数字示波器是由微型计算机控制对输入信号先进行取样和模/数转换，将输入的模拟信号转换为数字量并储存在存储器内，示波器内的微处理器再根据需要将存储器内的数字信号转换成可视波形。因此数字示波器不需要示波管，可用液晶屏显示。由于数字示波器具有波形触发、存储、显示、测量、波形数据分析处理等独特优势，使其具备许多模拟示波器无法实现的功能，例如可以在屏幕上同时显示不同时间的几个波形，自动测量电压峰-峰值及周期，也可将单次脉冲信号稳定地显示出来，并可以对单个波形进行傅里叶变换以得到其频谱，或对多个波形进行比较和加、减、卷积等运算，还可以与其他计算机联网。

▶实验仪器

实验中所用的是 XJ4328 型双踪示波器或 CS-4125 型 20MHz 2 通道示波器。它们都是便携式通用示波器，具有两个独立 y 通道，两个信号既可单独显示，又可交替显示或叠加显示。具有体积小、重量轻、耗电省、构造新颖、操作方便等特点。示波器面板图及使用见附录。

▶实验内容

一、必做部分

1. 观察信号发生器输出的波形

调节示波器面板控制件的位置，观察由信号发生器输入的正弦波、矩形波、三角波，三种波形可以选不同的输出电压、不同的频率。在示波器上得到稳定的、便于观察的三种波形后绘制出三种波形图。

2. 测量正弦交流电压

被测交流信号的电压峰-峰值等于荧光屏上波形峰-峰间的垂直坐标格数与垂直偏转因数的乘积。交流电的电压有效值 U_E 与峰-峰值 U_{P-P} 的关系为

$$U_E = \frac{\sqrt{2}}{4} U_{p-p} \tag{4-1}$$

调节信号发生器，将输出电压表示数为 10.0 V、输出衰减为×0.1、输出频率计示数为 500.0 Hz 的正弦波信号输出到示波器上。调节示波器面板控制件，测量正弦波的电压。将测量数据和计算结果填入表 4-1。

表 4-1

次数	垂直偏转因数开关 u/div	U_{P-P}/div	U_{P-P}/V	U_E/V	$\overline{U}_E$/V
1					
2					
3					

3. 测量交流信号频率

被测交流信号的周期等于荧光屏上该信号波形一个周期的水平坐标格数与扫描时间因数的乘积，被测交流信号的频率等于其周期的倒数。

调节信号发生器，将输出电压表示数为 3.0 V、输出频率计示数为 500.0 Hz 的三角波信号输出到示波器上。调节示波器面板控制件，测量三角波的频率。将测量数据和计算结果填入表 4-2。

表 4-2

次数	扫描时间因数开关 t/div	T/div	T/s	ν/Hz	$\bar{\nu}$/Hz
1					
2					
3					

注　意

1. 信号发生器的输出端不能短路。
2. 示波器光点辉度不要开得太亮，以保护荧光屏。
3. 信号发生器和示波器的输出、输入端应共地。
4. 测量电压时，垂直微调旋钮必须置于“校准”位置；测量周期时，水平微调旋钮必须置于“校准”位置。
5. 由于亮线有一定宽度，测量时应测亮线宽度的中心位置。

二、选做部分

观察同方向及垂直方向正弦信号的叠加：

将两台信号发生器的输出分别接到同一台示波器的 CH1 和 CH2 输入端，调节信号发生器面板控制件，使两台信号发生器输出电压、频率基本相同的正弦波信号。调节示波器的面板控制件，并将示波器的垂直方式开关置于“相加

(ADD)”位置，在荧光屏上可以观察到同方向正弦信号的叠加图像。再将示波器的垂直方式开关及水平方式选择开关均置于“x-y”位置，在荧光屏上可以观察到垂直方向正弦信号的叠加图像，即李萨如图形。调节两台信号发生器输出信号的频率，使其比值为任意整数比，观察荧光屏上合成图像的变化。

思考题

1. 测量电压时，为什么垂直微调旋钮必须置于“校准”位置？
2. 测量周期时，为什么水平微调旋钮必须置于“校准”位置？
3. 在观察同方向正弦信号叠加时如要看到拍应如何选取输入信号频率，大一些还是小一些？在观察垂直方向正弦信号叠加时又如何选取输入信号频率？为什么？

附录　实验所用示波器简述

实验中所用的 XJ4328 型双踪示波器或 CS-4125 型 2 通道示波器面板分别如图 4－5 和图 4－6 所示，各调节控制机构作用如下：

1—— 电源指示灯：当电源接通时，指示灯发红光。

2—— 电源开关：仪器的电源总开关，按下接通。

3 和 7 —— 输入插座：CH1（或 x）和 CH2（或 y）输入插座，作为被测信号的输入端。

4 和 10 ——⊥/AC/DC：CH1 和 CH2 两个通道的输入耦合选择开关，可分别使输入端为接地（⊥）、交流耦合（AC）或直流耦合（DC）。

5 和 8 —— 垂直偏转因数开关（u/div — VARIABLE）：改变输入信号幅度偏转因数，按 1－2－5 进制分档级。

6 和 9 —— 垂直微调旋钮：调节显示波形的幅度，顺时针方向增大；顺时针方向旋足、并接通开关时，为“校准”位置。

11——⊥：仪器的测量接地装置。

12—— 水平微调旋钮：用以连续改变扫描速度的微调装置，顺时针方向旋足、并接通开关时，为“校准”位置。

XJ4328 型双踪示波器中拉出此旋钮为 PULL×10 状态，使水平放大器放大量提高 10 倍，相应的也使扫描速度及水平偏转灵敏度提高 10 倍。

13—— 扫描时间因数开关（t/div—VARIABLE)：此旋钮控制扫描的快慢程度，按 1－2－5 进制分档级。

14—— 电平锁定旋钮（LEVEL)：调节同步电路触发点在信号上的位置，电平电位器顺时针方向旋至锁定位置，触发点将自动处于被测波形的中心电平附近。

15 —— 外触发输入插座（EXT TRIG INPUT)：当触发方式选择开关置于外触发时，作为外触发信号的输入插座。

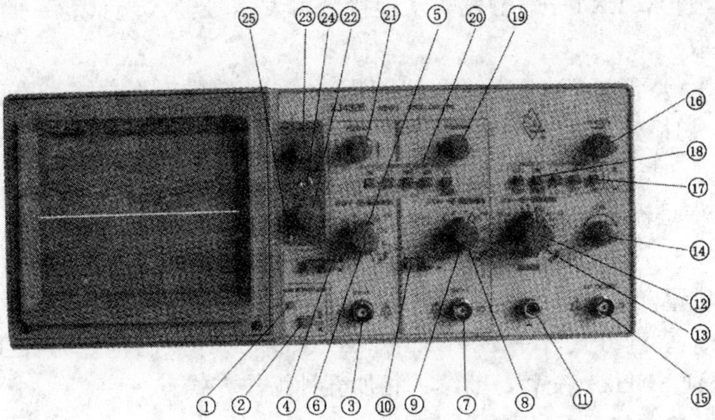

图 4-5 XJ4328 型双踪示波器面板图

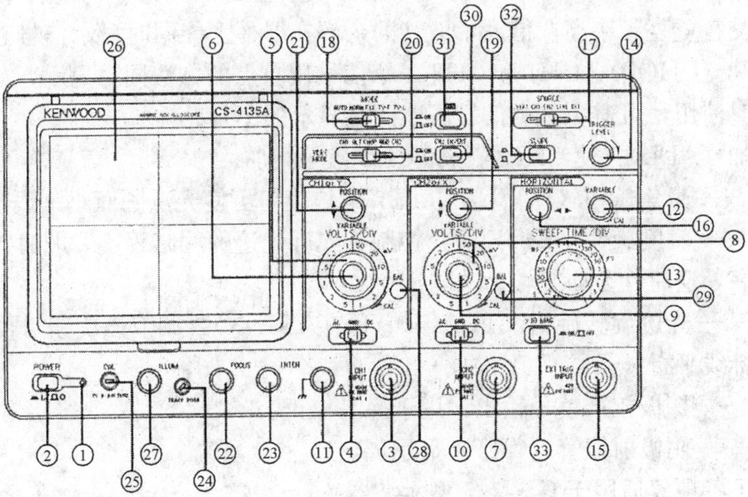

图 4-6 CS-4125 型 2 通道示波器面板图

16 ——x 位移（xPOSITION)：控制光迹在荧光屏 x 方向的位置。

17 —— 触发方式选择开关（TRIGGER)：

XJ4328 型双踪示波器中：＋——测量正脉冲前沿及负脉冲后沿宜用“＋”，图形从正半周开始显示，－—— 测量负脉冲前沿及正脉冲后沿宜用“－”，图形从负半周开始显示，内——为内触发，触发信号来自 CH1 或 CH2 放大器，外——为外触发，触发信号来自外触发输入；CS-4125 型 2 通道示波器中：VERT——触发源由 VERT MODE 加以选择，CH1——触发源为 CH1 的输入信号，CH2——触发源为 CH2 的输入信号，LINE——触发商用电源的波形，EXT——触发源从连接到触发信号输入端（29）的外输入触发信号获取。

18—— 水平方式选择开关（MODE）：选择扫描工作方式，置于“自动”（AUTO）扫描处于自激状态，置于“常态”（NORM）则电路处于触发状态，置于“x-y”时，配合垂直方式开关，处于 x-y 状态。这时 CH1 信号输入到 x 轴，CH2 信号输入到 y 轴。

19 和 21 ——y 位移（yPOSITION）：控制 CH1 和 CH2 光迹在荧光屏 y 轴方向的位置，顺时针旋转时，光迹向上，逆时针旋转时，光迹向下。

20—— 垂直方式开关（VERTICAL MODE）：控制电子开关工作状态，可显示 CH1、CH2、交替、断续、相加五种工作方式。

CH1：单独显示 CH1 输入信号。

CH2：单独显示 CH2 输入信号。

交替（ALT）：CH1 和 CH2 二个信号交替显示，一般信号频率较高时使用，因交替重复频率高，借助示波管的余辉在屏幕上能同时显示信号。

断续（CHOP）：CH1 和 CH2 二个信号用打点的方法同时显示，一般在较低频率时使用，可避免二个信号不能同时显示的不足。

相加（ADD）：使 CH1 信号和 CH2 信号相加。

22—— 聚焦旋钮（FOCUS）：调节聚焦旋钮可使光点圆而小、线条清晰。

23—— 辉度旋钮（INTEN）：控制荧光屏光迹的明暗程度，顺时针方向旋转为增亮，逆时针方向旋转为减弱。

24—— 光迹旋转旋钮（TRACE TRTATION）：调节该旋钮可使基线和水平坐标线平行。

25—— 探极校准信号输出：用于探头校正。

26—— 阴极射线管（CRT）显示屏。

以下各项仅适用于 CS-4125 型示波器。

27—— 刻度照明（ILLUYM）：控制（CRT）荧光屏格子刻度线的亮度。白天实验时一般不需要使用。

28 和 29—— 通道（1）和（2）的 DC 平衡钮（BAL）：此钮分别用于 CH1 和 CH2 的 DC 平衡调整。出厂时已调好，但随周围温度会发生错位。学生不可自行调整。

30—— 通道（2）的极性反转钮（CH2 INVERT）：当按下此钮时，CH2 输入信号的极性被反相，亦即使信号波形以水平中心线为对称轴翻转。

31——x-y 钮：当按下此钮时，则 VERT MODE 的设定变为无效，此时将变为以 CH1 为 y 轴而 CH2 为 x 轴的 x-y 轴示波器。

32—— 触发斜率钮（SLOPE）：选择来自触发信号源信号的上升沿或下降

沿触发扫描。

33——x 向扫描增益钮（×10 MAG）：按下此钮，则原来屏上波形将沿 x 向扩展 10 倍。因此，此状态下的 x 向读数，必须除以 10 才是实际读数。

（苑桂红）

实验五 静电场模拟

在科学研究和工程技术中，有时需要了解带电体周围静电场的分布情况，这对于电子管、示波器、电子显微镜等使用电子束器件的研究和设计具有至关重要的实际意义。一般来说带电体的形状比较复杂，除了极简单的情况外，使用理论计算的方法往往十分困难甚至无法处理，因此实验测定成为实际工作中最常用的方法。但直接测量静电场又是十分困难的，这不仅因为静电场不提供电流，无法利用常用的磁电式电表来测定，而且由于仪表（或其探头）放入静电场，总会使被测场原有分布状态发生改变。于是人们在测量中常采用模拟法，即以相似性原理为依据，构造一个与研究对象的物理过程或现象相似的模型，通过对该模型的测试实现对研究对象进行研究和测量。具体来讲，就是用稳恒电流场来模拟静电场进行测绘。由于稳恒电流场易于测绘，所以它是一种很方便的实验方法。本实验就是用稳恒电流场来模拟静电场的。

模拟法本质上是用一种易于实现、便于测量的物理状态或过程，模拟不易实现、不便测量的状态或过程。只要这两种状态或过程具有一一对应的两组物理量，并且这些物理量在两种状态或过程中都满足数学形式基本相同的方程和边界条件，它们便可以互相模拟。

▶实验原理

一、静电场与稳恒电流场

稳恒电流场与静电场是两种不同性质的场，但是它们在一定条件下具有相似的空间分布。对于静电场，电场强度在没有自由电荷的无源区域内满足积分关系：

$$\oint\!\!\oint_S \boldsymbol{E}\cdot d\boldsymbol{s}=0 \qquad \oint_L \boldsymbol{E}\cdot d\boldsymbol{l}=0$$

对于稳恒电流场，电流密度矢量 $\boldsymbol{J}$ 在无源区域内也满足类似的积分关系：

$$\oint\!\!\oint_S \boldsymbol{J}\cdot d\boldsymbol{s}=0 \qquad \oint_L \boldsymbol{J}\cdot d\boldsymbol{l}=0$$

即两种场遵守的规律在形式上相似，电场强度 $\boldsymbol{E}$ 和电流密度矢量 $\boldsymbol{J}$ 在各自区域中满足相同的数学规律。若稳恒电流场空间内均匀地充满了电导率为 σ 的不良导体，不良导体内的电场强度 $\boldsymbol{E}'$ 与电流密度矢量 $\boldsymbol{J}$ 之间遵循欧姆定律 $\boldsymbol{J}=\sigma\boldsymbol{E}'$。因此，$\boldsymbol{E}$ 和 $\boldsymbol{E}'$ 在各自的区域中也满足同样的数学规律。在相同边界条件下，由电动力学的理论可以严格证明：具有相同边界条件的相同方程，其解也相同。因此，我们可以用稳恒电流场来模拟静电场。测定出稳恒电流场的电势分布也就求得了与它相似的静电场的电势分布。

二、长同轴圆柱形电缆的静电场与均匀导电圆盘上稳恒电流场的相似性

利用稳恒电流场与相应的静电场在空间形式上的一致性，只要保证电极形状一定，电极电势不变，空间介质均匀，在任何一个考察点，均应有：$U_{稳恒}=U_{静电}$ 或 $\boldsymbol{E}_{稳恒}=\boldsymbol{E}_{静电}$。下面以同轴圆柱形电缆的静电场和相应的模拟场——稳恒电流场来讨论这种等效性。

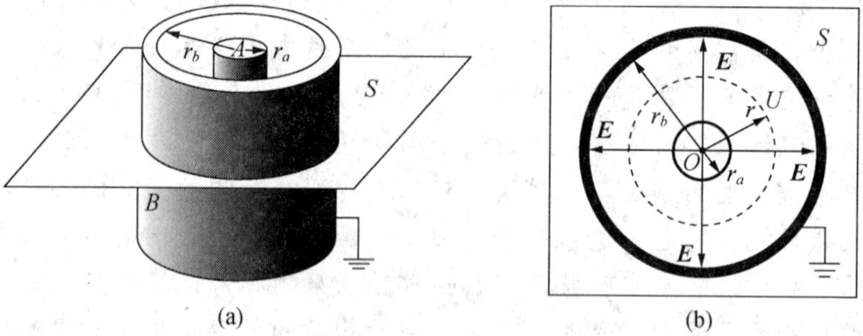

图 5-1　同轴电缆及其静电场分布

如图 5-1（a）所示，在真空中有一半径为 r_a 的长圆柱形导体 A 和一个内径为 r_b 的长圆筒形导体 B。它们同轴放置，分别带等量异号电荷。由高斯定理可知。在垂直于轴线的任一个截面 S 内，都有均匀分布的辐射状电场线。这是一个与坐标 z 无关的二维场。在二维场中电场强度 $\boldsymbol{E}$ 平行于 xy 平面。其等势面为一簇同轴圆柱面。因此，只需研究任一垂直横截面上的电场分布即可。

距轴心 O 半径为 r 处，见图 5-1（b），的各点电场强度为

$$E=\frac{\lambda}{2\pi\varepsilon_0 r}$$

式中 λ 为 A（或 B）的电荷线密度。其电势为

$$U_r=U_a-\int_{r_a}^{r}\boldsymbol{E}\cdot \mathrm{d}\boldsymbol{r}=U_a-\frac{\lambda}{2\pi\varepsilon_0}\ln\frac{r}{r_a} \tag{5-1}$$

若 $r=r_b$ 时，$U_b=0$，则有

$$\frac{\lambda}{2\pi\varepsilon_0}=\frac{U_a}{\ln(r_b/r_a)}$$

代入（5-1）式得

$$U_r = U_a\frac{\ln(r_b/r)}{\ln(r_b/r_a)} \tag{5-2}$$

距中心 r 处场强为

$$E_r = -\frac{\mathrm{d}U_r}{\mathrm{d}r} = \frac{U_a}{\ln(r_b/r_a)}\cdot\frac{1}{r} \tag{5-3}$$

若上述圆柱形导体 A 与圆筒形导体 B 之间不是真空，而是均匀地充满了一种电导率为 σ 的不良导体，且 A 和 B 分别与直流电源的正负极相连（见图 5-2），则在 A、B 间形成径向电流，建立起一个稳恒电场 E'_r。可以证明不良导体中的电场强度 E'_r 与原真空中的静电场 E_r 是相同的。

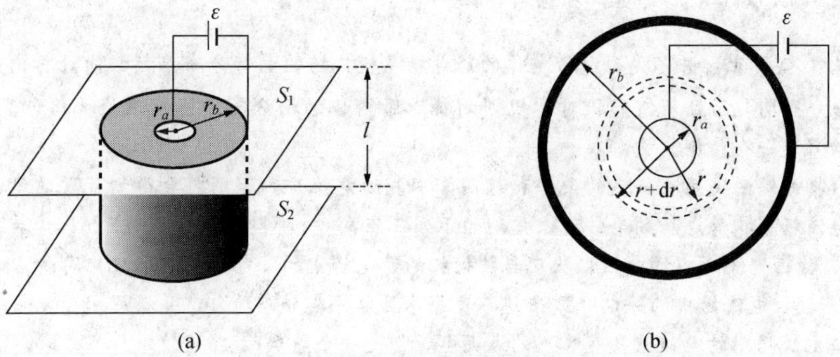

图 5-2 同轴电缆的电流场模拟

研究厚度为 l 的圆柱形同轴不良导体层，设材料的电阻率为 $\rho(\rho=1/\sigma)$，则从半径为 r 的圆周到半径为 $r+\mathrm{d}r$ 的圆周之间的不良导体薄环的电阻为

$$\mathrm{d}R = \frac{\rho}{2\pi l}\cdot\frac{\mathrm{d}r}{r} \tag{5-4}$$

半径 r 到 r_b 之间的圆柱层电阻为

$$R_r = \frac{\rho}{2\pi l}\int_r^{r_b}\frac{\mathrm{d}r}{r} = \frac{\rho}{2\pi l}\ln\frac{r_b}{r} \tag{5-5}$$

由此可见，半径 r_a 到 r_b 之间圆柱片的电阻为

$$R = \frac{\rho}{2\pi l}\ln\frac{r_b}{r_a} \tag{5-6}$$

若设 $U_b=0$。则径向电流为

$$I=\frac{U_a}{R}=\frac{2\pi l U_a}{\rho\ln(r_b/r_a)} \tag{5-7}$$

距中心 r 处的电势为

$$U_r=IR_r=U_a\frac{\ln(r_b/r)}{\ln(r_b/r_a)} \tag{5-8}$$

则稳恒电流的电场 E' 为

$$E'_r=-\frac{\mathrm{d}U'_r}{\mathrm{d}r}=\frac{U_a}{\ln(r_b/r_a)}\cdot\frac{1}{r} \tag{5-9}$$

可见（5-8）式与（5-2）式具有相同形式，说明稳恒电流场与静电场的电势分布函数完全相同，即柱面之间的电势 U_r 与 $\ln r$ 均为线性关系，并且相对电势 U_r/U_a 仅是径向坐标 r 的函数，与电场电势的绝对值无关。显而易见，稳恒电流的电场 $\boldsymbol{E}'$ 与静电场 $\boldsymbol{E}$ 的分布也是相同的，因为

$$\boldsymbol{E}'=-\frac{\mathrm{d}U'_r}{\mathrm{d}r}=-\frac{\mathrm{d}U_r}{\mathrm{d}r}=\boldsymbol{E}$$

提示 实际上，并不是每种带电体的静电场及模拟场的电势分布函数都能计算出来，只有在 σ 分布均匀而且几何形状对称规则的特殊带电体的场分布才能用理论严格计算出来。本实验只是一个特例。

模拟方法的使用有一定的条件和范围，不能随意推广。否则将会得到荒谬的结论，用稳恒电流场模拟静电场的条件可以归纳为下列三点：

1. 稳恒电流场中的电极形状应与被模拟的静电场中的带电体几何形状相同；

2. 稳恒电流场中的导电介质应是不良导体且电导率分布均匀，并满足 $\sigma_{电极}\gg\sigma_{导电质}$，才能保证电流场中的电极（良导体）的表面也近似是一个等势面。

3. 模拟所用电极系统与被模拟电极系统的边界条件相同。

▶实验仪器

一、EQC-4 型导电微晶静电场描绘仪简介

图 5-3 为 EQC-4 型导电微晶静电场描绘仪（包括导电微晶、可平行移动测量笔、含电压表的电路控制面板等）的内部电路示意图。图 5-4 和图 5-5 分别为其电路控制面板和测量界面。两侧是将电极已直接制作在其中的导电微晶（右侧是两个点电极，左侧是同心的点电极和圆环电极），电极间有导电率远小于电极且各向均匀的导电介质。测量笔采用可平行联动的结构。

二、使用方法

1. 打开仪器盖后，确定实验项目，如长同轴电缆静电场的模拟。在对应记录电极架上放好胶垫铺平白纸，用磁条压住（如图 5-5 所示）。

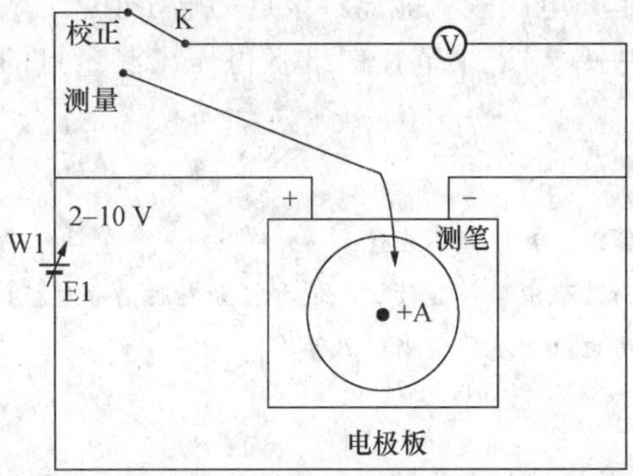

图 5-3　静电场描绘仪电路示意图

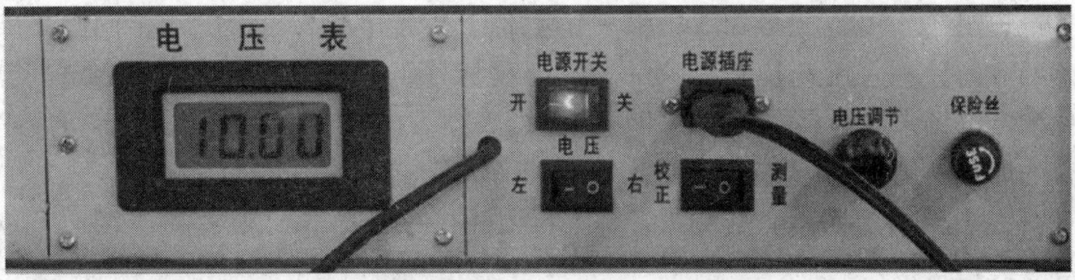

图 5-4　静电场描绘仪的电路控制面板

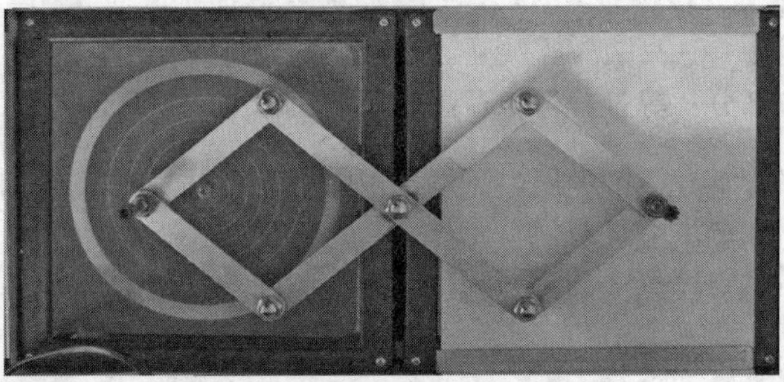

图 5-5　静电场描绘仪的测量界面

2. 插上电源，将电源开关拨在开的位置（如图 5-4 所示）。

3. 将左右开关拨到所用导电微晶一侧（即如测量左侧导电微晶的电流场则将左右开关按向左）。

4. 将测量校正开关按在校正位置。

5. 调电压调节旋钮使电表显示 10.00 V。

6. 测量时将校正测量开关按向测量位置，此时如测量笔（探针）放置在导电微晶的某一点上，电压表就能显示该点的电压值。

7. 用测量笔的另一端记录笔在白纸上可压出测量点的对称点，以此作为描绘的等势点。

注 意

1. 记录纸一定要铺平，并用磁条压住。
2. 在移动测量笔的过程中应将其放松，使之轻触或脱离导电板，以免划坏导电板。
3. 记录位置点时用力以能看到清晰刻点为准。

▶实验内容

一、必做部分：同轴电缆静电场的模拟

1. 由（5－3）式可知，场强 $\boldsymbol{E}$ 的数值上等于电势梯度，方向指向电势降落的方向。考虑到 $\boldsymbol{E}$ 是矢量，而电势 U 是标量，从实验测量来讲，测定电势比测定电场强度容易实现，所以可先测绘等势线。然后根据电场线与等势线正交的原理，画出电场线。

2. 找到各等势点，并测量各等势点到圆心的距离 r，求得平均半径 $\overline{r}$、$\ln\overline{r}$ 等（表格自拟）。

3. 作 U-$\ln\overline{r}$ 图。U 以 V 为单位，r 以 cm 为单位。用图解法求出图线的斜率和截距。并将所求结果与理论值相比较，求出图线斜率的相对误差。已知小圆电极外半径 r_a＝0.50 cm，大圆电极内半径 r_b＝7.50 cm。

二、选作部分：等量异号电荷静电场的模拟

以两根平行直导线产生的电流场模拟两个等量异号电荷产生的静电场，描绘两个电极之间的电流场分布，如图 5－6 所示。实验方案自拟，注意等势线的绘制要符合等势线描绘的规范（等电势差原则）。

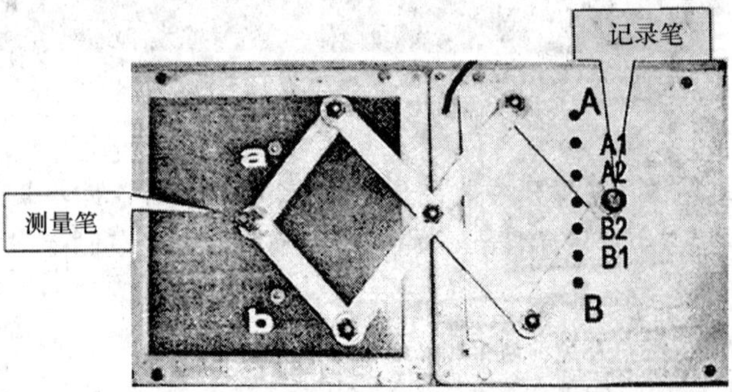

图 5－6　静电场描绘仪的测量

思考题

1. 本实验采用什么场来模拟静电场，理论依据是什么？

2. 怎样由所测等势线画出电场线？

3. 为什么需要导电板为不良导体？

4. 如将实验中使用的电源电压加倍或减半，等势线、电场线的形状是否会发生变化？

5. 应怎样选取用以记录电压的点，以便使所选的点具有代表性，而且能方便地画出等势线和电场线？如何在坐标纸上确定圆柱形电极的圆心？

6. 静电场描绘仪上液晶屏显示的电压是否代表测量笔所在位置没有接入测量笔时的电压？

（吴瑞）

实验六　用霍尔元件测量磁场

霍尔效应是霍尔（E. H. Hall）于1879年在金属中发现的，它是一种磁电效应（磁能转换为电能）。后来发现半导体、导电流体等也有这种效应，而半导体的霍尔效应比金属强得多，20世纪50年代以来，由于半导体工艺的发展，先后制成了多种有显著霍尔效应的材料，这一效应的应用研究也随之发展起来。现在，霍尔效应已在测量技术、自动化技术、计算机和信息技术等领域得到了广泛的应用。在测量技术中，典型的应用是测量磁场，它具有结构简单、体积小、测量速度快等优点。霍尔效应还是研究半导体材料性能的基本方法。通过测定霍尔系数，能够判断半导体材料的导电类型、载流子浓度及载流子迁移率等重要参数。流体中的霍尔效应是研究“磁流体发电”的理论基础。通过本实验可以了解霍尔效应的物理原理，掌握用磁电传感器——霍尔元件测量磁场的基本方法。

▶实验原理

将一导电（导体和半导体）薄片置于磁场中，并使其平面与磁感应强度方向垂直，当有电流 I 沿薄片平面 ab 方向通过薄片时，在它的另两端（cd 间）将产生一个电势差 U_H（如图 6－1 所示），这种现象称为霍尔效应。导电薄片称为霍尔元件（又称霍尔片）。产生的电势差称为霍尔电势差或霍尔电压。

霍尔效应可用运动电荷在磁场中受洛仑兹力来说明。将霍尔片放入磁场中，设磁场方向垂直于霍尔片平面。当电流由 a 到 b 通过霍尔片时，其中载流子受洛仑兹力的作用产生侧向运动。若载流子带正电，它将移向 c 端，霍尔片

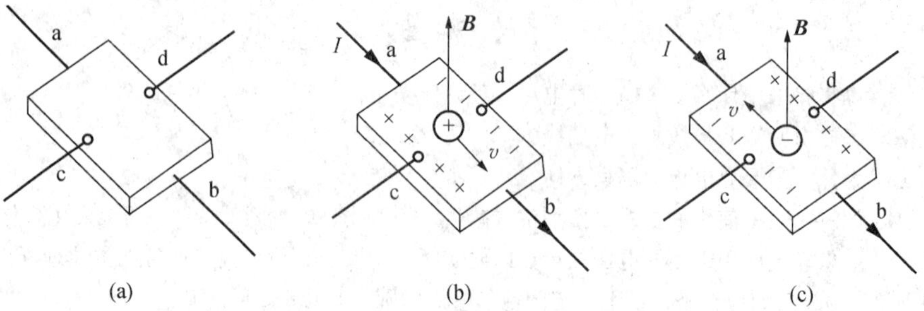

图 6-1 霍尔效应

的 c 端有正电荷积聚。从而在 c、d 两端出现电势差，c 端电势高于 d 端，如图 6-1(b) 所示。若载流子带负电，它亦是移向 c 端，霍尔片的 c 端有负电荷积聚。c 端电势低于 d 端，如图 6-1(c) 所示。

设载流子平均移动速率为 v，电量为 q，因为 $\boldsymbol{v}$ 与 $\boldsymbol{B}$ 垂直，故洛仑兹力

$$f = qvB \tag{6-1}$$

当 c、d 间形成电势差后，载流子又受到电场力的作用，若载流子带正电，则它所受电场力的方向是从 c 指向 d，与洛仑兹力方向相反；若载流子带负电，则它所受电场力的方向亦是从 c 指向 d，也是与洛仑兹力方向相反。电场力大小为

$$f_e = qE = q\frac{U_c - U_d}{l} \tag{6-2}$$

式中 l 为 c、d 两端之间的宽度，平衡时洛仑兹力与电场力相等，即

$$qvB = q\frac{U_c - U_d}{l}$$

或

$$U_c - U_d = vBl \tag{6-3}$$

如果霍尔片的载流子数密度 n，霍尔片厚度 h，则电流强度 $I=qnvh\,l$，因此得到

$$U_c - U_d = \frac{1}{nqh}IB = K_H IB \tag{6-4}$$

U_c-U_d 为霍尔电势差 U_H，K_H 为霍尔系数，它仅与导电薄片的材料及其厚度有关。由（6-4）式可知，K_H 与载流子数密度 n 成反比，因此在其他条件相同的情况下，n 越小，产生的霍尔电势差越大。由于半导体中载流子数密度与金属相比要小很多，将产生较大的霍尔电势差。本实验所用的霍尔片就是一块 n 型半导体材料制成的矩形薄片，如果已知 K_H，只要分别测出流过霍尔元件的电流 I 及产生的霍尔电势差 U_H，就可以根据（6-4）式计算出磁感应强度 $\boldsymbol{B}$ 的数值，这就是用霍尔元件测磁场的原理。由霍尔电势差的正负，还可以判断载流子的类型。

提示 测量磁场方法不少，实验十八就是用核磁共振原理测量磁场。但利用霍尔效应测量磁场具有以下特点：1. 响应速度快，既能测稳恒磁场，也可测交流磁场，亦能测量脉宽为 ms 的脉冲磁场；2. 能在很小的空间体积和小气隙中测磁场，现在霍尔元件可以做到 10 mm^2 的大小；3. 测量范围大，可以从 10 T 的强磁到 10^{-7} T 的弱磁；4. 可以同时利用多个霍尔元件探头，以便实现自动化测量和数据处理；5. 无接触、寿命长、成本低。

在测量霍尔电势差时，由于霍尔元件不等位电势差 U_0 的存在，地磁场的存在以及在霍尔片中存在的其他效应，都会引起 U_H 值的测量误差。值得指出：在一般测量中由于地磁场相对很弱（北京地区为 5×10^{-5} T），可以忽略不计。霍尔片本身除不等位电势差 U_0 以外，其他效应对 U_H 引入的误差更小，所以在测量 $\boldsymbol{B}$ 时，只要测得 U_0 并且对 U_H 值给予修正，就可以较满意地得到 U_H 的近似值。

所谓不等位电势差 U_0，就是电极 c、d 焊接在霍尔片两侧的位置不严格对称，当工作电流流过霍尔片时，c、d 两电极不在同一个等势面上，其两极之间的电势差，即为不等位电势差。图 6 - 2（a）表示理想的对称情况，c、d 在同一个等位面上，$U_0=0$；图 6 - 2（b）是实际情况，c、d 不在同一个等势面上，例如当工作电流为 10 mA 时，霍尔元件 6 SH 型的不等位电势差 U_0 一般小于 1 mV。

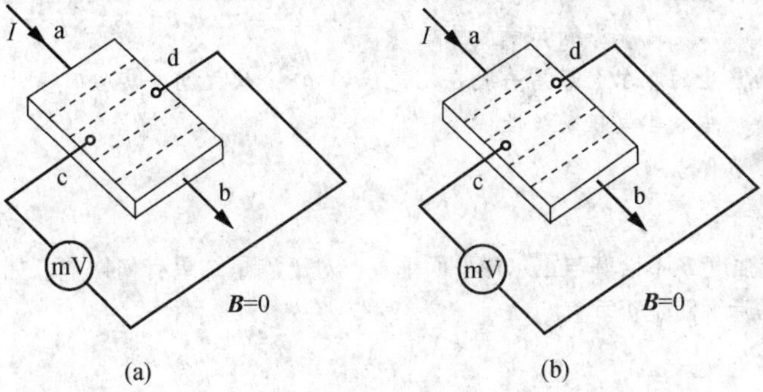

图 6 - 2 不等位电势差的产生

▶实验内容

1. 测量霍尔元件的不等位电势差 U_0

按图 6 - 3 连接好线路，霍尔片的两条红线接直流毫安表（量程20 mA），调节工作电流 $I=7\sim8$ mA，霍尔片的两条黄线接数字电压表，在霍尔片远离附近磁体的情况下测量并记录 U_0 值。

2. 测量磁极面中垂线上的磁场分布

在工作电流不变的条件下，把霍尔片放在磁极面的中垂线上，并使霍尔片

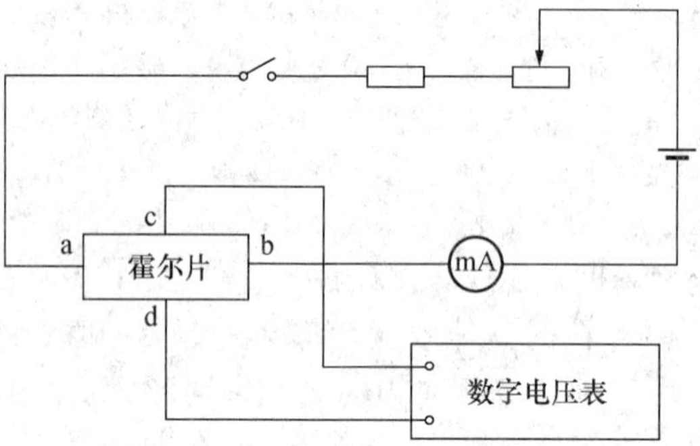

图 6－3　霍尔电势差测量电路

平面与磁极面的中垂线垂直。根据实验室中给出的霍尔系数，测量磁极中垂线上距离磁极表面 0.5～6.0 cm 范围内各点的磁感应强度 ***B*** 的大小。测量方法及数据表格请在进入实验室前设计完毕，测量位置根据实验具体情况自行拟定。由实验结果绘出磁极中垂线上距离磁极表面 0.5～6.0 cm 范围内磁感应强度大小的分布曲线。

注　意

1. 霍尔元件质脆易坏，切勿摔、碰、压，要轻拿轻放；工作电流不得超过 10 mA，以免损坏霍尔元件或影响其稳定性。
2. 本实验产生的霍尔电势差一般在几毫伏到 40 毫伏之间，实验时需注意霍尔电势差的正负应与数字电压表极性一致。

思考题

若磁感应强度 ***B*** 不恰好与霍尔片平面垂直，对于测量结果有何影响？如何用实验方法判断 ***B*** 与霍尔片平面是否垂直？

（喀蔚波）

实验七　牛顿环法测定透镜的曲率半径

牛顿不仅对力学有伟大的贡献，对光学也有十分深入的研究。他提出了“光的微粒说”，认为“光是一种细微的大小不同而又迅速运动的粒子”，但是牛顿环却是光的干涉现象的极好演示，用光的波动学说可以很容易地解释。所谓牛顿环，就是用平行单色光照射一块曲率半径很大的透镜与平面玻璃组成的空气薄层时产生的圆环干涉条纹，因其最早是牛顿观察到的，故称牛顿环。牛顿环在检测光学元件表面的质量和测量球面的曲率半径及测量光波的波长方面得到广泛应用。通过本实验可了解光的波动性，观察光的干涉现象，并利用牛顿环法测定透镜的曲率半径。

▶实验原理

两列频率相同、相位差恒定、振动方向一致的波相遇时，会产生干涉现象，即在这两列波相遇的区域内，有些地方的合成光强大，而有些地方的合成光强小，于是可形成明暗相间的干涉条纹。牛顿环就是一种环状的干涉条纹，是等厚干涉的一种。

把一个曲率半径很大的平凸透镜 A，凸面朝下放在一光学平面玻璃 B 上（如图7-1所示），在二者之间形成一层以接触点为中心而向四周逐渐增厚的空气薄膜。当一束平行单色光从上面垂直照射时，分别被空气薄膜上下表面反射回来，成为两束反射光。这两束反射光是具有固定光程差的两束相干光，其光程差即为该处空气薄层厚度的两倍。它们相互干涉形成的干涉条纹是空气薄层各等厚点的轨迹，故这种干涉称为等厚干涉。在反射方向观察时，将看到一组明暗相间的同心圆环状干涉条纹（如图 7-2 所示），这种干涉环就称为牛顿环。

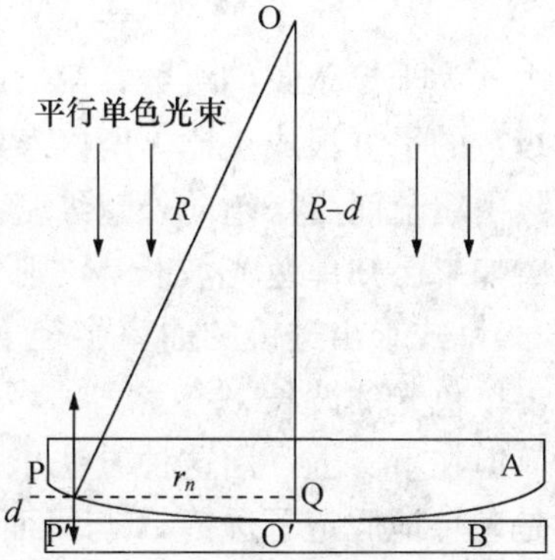

图 7-1　牛顿环干涉原理

考虑第 n 个圆环形干涉暗纹半径 r_n 与透镜的曲率半径 R 及光波波长 λ 之间的关系。由图 7-1 可知，在距 OO′ 轴为 r_n 的 P 点处，空气膜的厚度 $PP'=d$，在△OPQ 中有：$R^2=r_n^2+(R-d)^2$，即 $r_n^2=2Rd-d^2$。又因为 $R\gg d$，所以 $r_n^2\approx 2Rd$，或

$$d=\frac{r_n^2}{2R} \tag{7-1}$$

从空气薄膜的下边界面（P′点处）反射的光比在空气膜上边界面（P 点处）反射的光多经过两倍 PP′ 的光程，即多走了 $2d$ 的光程。光波在由光疏介质（折射率小）到光密介质（折射率大）的分界面上被反射时，会产生“半波损失”，即有一额外的光程差等于入射光波的半波长。因此，在 P′点处反射的光和在 P 点处反射的光，两者的总光程差为：

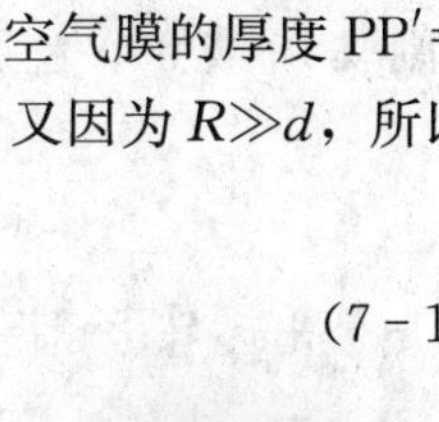

图 7-2　干涉条纹

$$\delta = 2d + \frac{\lambda}{2} = \frac{r_n^2}{R} + \frac{\lambda}{2} \tag{7-2}$$

依据光的干涉理论，如果光程差 δ 等于光的半波长的奇数倍时，两部分光将相消，

$$\delta = \frac{r_n^2}{R} + \frac{\lambda}{2} = (2n+1)\frac{\lambda}{2} \qquad n = 1,2,\cdots\cdots \tag{7-3}$$

由（7-2）和（7-3）两式可得

$$R = \frac{r_n^2}{n\lambda} \tag{7-4}$$

即第 n 级暗环的半径为

$$r_n = \sqrt{n\lambda R} \qquad n = 1,2,\cdots\cdots \tag{7-5}$$

式中 n 为干涉条纹的级数，第 0 级暗条纹就是中央暗斑。由于暗环的半径与环的级数的平方根成正比，所以条纹分布不均匀，由中心沿径向向外看，环纹及间隔由粗疏而变得越向外越细密。

如果已知单色光波长 λ，则只要测出第 n 级干涉暗纹的半径 r_n，就可由（7-4）式求出透镜的曲率半径 R。反之，已知凸透镜的曲率半径 R，也可计算出单色光的波长 λ。

但在事实上，用这种方法求透镜的曲率半径 R 常有很大的误差，原因之一是理想地假定了透镜 A 与平面玻璃 B 切于一点，此处对应 $n=0$ 的暗斑。但是，由于平凸透镜和平面玻璃的接触点受力会引起玻璃的形变，而且接触处也可能存在尘埃或缺陷等，故干涉环的中心可能不是 0 级暗斑，使得实际干涉条纹级数与数出的干涉圆环序号并不一致，如果直接用（7-4）式去计算 R，必然会引入较大的系统误差。所以，为了使测量比较准确，通常要求测量距中心较远的两个干涉暗环的半径 r_n 与 r_{n+m}，通常 m 的值要大于 10，也不宜太大，n 则取 10 或 20，利用（7-5）式得到 $r_{n+m}^2 - r_n^2 = mR\lambda$，即

$$R = \frac{r_{n+m}^2 - r_n^2}{m\lambda} = \frac{D_{n+m}^2 - D_n^2}{4m\lambda} \tag{7-6}$$

只要数出环号，测得第 n 环和第 $n+m$ 环的暗环直径 D_n 及 D_{n+m}，即可求得 R。

▶实验装置

一、仪器的结构和组成

实验仪器由牛顿环装置（球面透镜和光学平面玻璃）和读数显微镜组成。如图 7-3 所示，单色光源为钠灯，它发出的光照射到读数显微镜筒上的 45°半反镜 P 上，使一部分反射光接近垂直地入射到牛顿环装置上，用读数显微镜

(参见实验一) 测量牛顿环的直径。

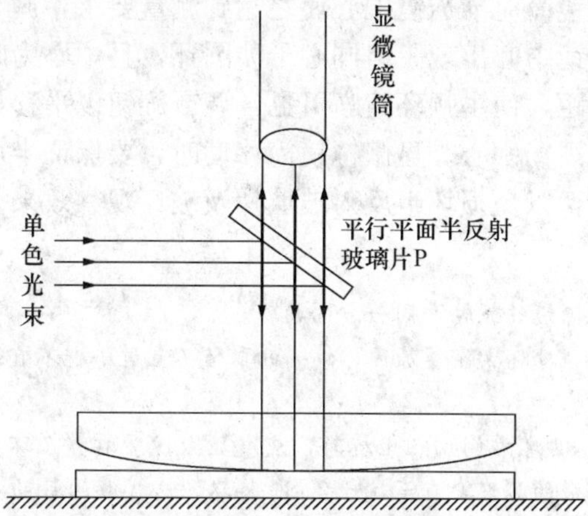

图 7-3 牛顿环装置图

钠灯是一种实验室常用的光源，其灯泡内充有钠蒸气，通过气体放电来发光。钠灯在可见光区有两条黄色的谱线，波长分别是 589.0 nm 和 589.6 nm，通常在对光源的单色性要求不太高时，可将钠灯作为单色光源使用，波长值取 589.3 nm。

提示 1. 在使用读数显微镜前，应先仔细调节显微镜，消除视差。读数显微镜由物镜和目镜组成，为消除视差，先调节目镜，使十字准线像清晰；再调节升降旋钮，使被测物的像也清晰，移动眼睛，如被测物的像与十字准线像没有相对位移，则表明它们已处于同一成像面。

2. 由于任何螺旋测量装置的内螺纹与外螺纹之间必有间隙，故不同旋转方向所对应的读数必有差别，这种差别称为螺距误差。因此用读数显微镜进行测量时应使十字准线沿同一个方向前进，中途不要倒退，从而消除螺距误差。

二、仪器的调节和使用

先调节牛顿环装置，即用该装置的三个螺丝调节平凸透镜 A 在光学平面玻璃 B 上的位置，可对着灯光观察牛顿环。如果平凸透镜 A 未平放在光学平面玻璃 B 上，则牛顿环不在中心位置。调节三个螺丝，摆正平凸透镜 A 的位置，要注意不能拧得太紧，否则平凸透镜 A 变形会改变其自然的曲率半径，也不能太松，否则平凸透镜 A 的位置不稳定，影响后续测量。原则上以牛顿环中心为暗斑，平凸透镜 A 不松动，且三个螺丝都不紧为准。

把调节好的牛顿环装置放在读数显微镜的载物台上，开启钠光灯电源预热 10 分钟，将读数显微镜大致正对钠光灯，使之不受振动。让读数显微镜镜筒上的半反射玻璃片 P（倾斜约 45°角）对准钠光灯，使显微镜视场明亮且亮度均匀。把读数显微镜筒对准透镜中心使之达到测量要求，调节牛顿环装置的三个螺丝，直到在透镜中心出现一组同心干涉圆环，且中心为暗斑为止。自小至大调节显微镜的物距，使牛顿环清晰可见，调节旋钮以平移显微镜镜筒，使牛顿环中心暗斑位于视场中心。显微镜镜筒移动时，要保证半反射玻璃片始终不触碰到牛顿环装置，以免损坏半反射玻璃片及破坏观察效果。

注 意

1. 测量时要使显微镜的鼓轮向同一方向旋转。
2. 由于内环不圆，外环太密等原因，故 n 的取值不宜过小也不宜过大，一般取 10～40 之间为宜。
3. 在开始测定第 30 环右侧切点坐标时，应令显微镜多右移几环（但必须记清环号），然后再旋回多余的几环，直至切于第 30 暗环。这样做的目的在于使空程影响出现在测量之前。若测量过程中出现空程或读错环数，则必须全部重新测定。
4. 测定过程中不可触碰牛顿环发生装置，并尽可能不碰动桌子及显微镜架。
5. 牛顿环装置的螺钉不可拧太紧，以免变形。

▶实验内容

1. 测量牛顿环直径

将读数显微镜的十字准线对准牛顿环各暗环线中央（暗环的最暗处），测量牛顿环各条暗环线中央的坐标（如图 7-4 所示），将数据填入表 7-1，计算牛顿环的直径 D_n。表 7-1 中的下标数字 n 为自中心数起的环序，并不代表干涉级次。分析所得数据是否合理可靠，若不合理，则应重测。

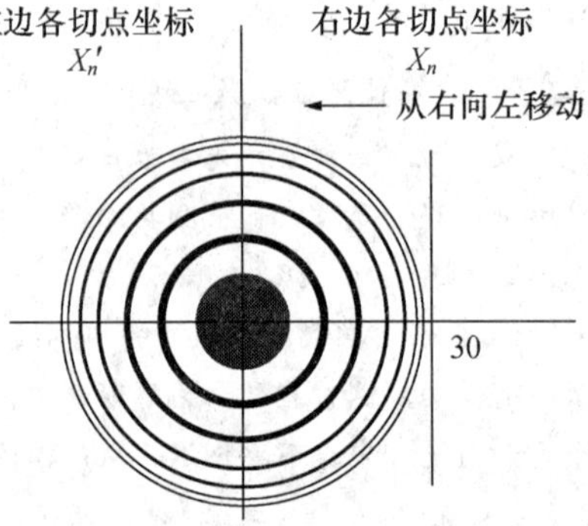

图 7-4 测量示意图

表 7-1

环序号	X_n/mm （右侧环）		X_n'/mm （左侧环）		$D_n=\|X_n-X_n'\|$/mm		
	右→左	左→右	右→左	左→右	右→左	左→右	平 均
10							
12							
14							

续表

环序号	X_n/mm （右侧环）		X'_n/mm （左侧环）		$D_n=\|X_n-X'_n\|$/mm		
	右→左	左→右	右→左	左→右	右→左	左→右	平 均
16							
18							
20							
22							
24							
26							
28							
30							

2. 确定凸透镜的曲率半径

根据（7－6）式，用逐差法（见第一章§8）处理数据，确定凸透镜的曲率半径。将数据填入表7－2，并计算最大可能误差。

表7－2

钠黄光平均波长 λ＝589.3 nm＝__________ mm

顺序	n	m	凸透镜曲率半径 R_i/mm	$\Delta R_i=R_i-\overline{R}$ /mm
1	10	10		
2	12	10		
3	14	10		
4	16	10		
5	18	10		
6	20	10		
$\overline{R}$＝__________ mm				
测量结果：$R=\overline{R}\pm\|(\Delta R_i)_{\max}\|$＝________ ±________ m				

思考题

1. 牛顿环的干涉条纹是由哪两束光线干涉而产生的？这两束光线为什么是相干光？为什么这种干涉称为等厚干涉？

2. 使用读数显微镜进行测量时，如何消除视差及螺距误差？

3. 根据相干加强出现明条纹的条件，推导出第 n 级明条纹半径 r_n 和透镜曲率半径 R 的关系。

（郭学谦）

实验八　用旋光计测定糖溶液的浓度

旋光现象是物理光学现象之一，当偏振光通过某些透明物质（晶体或溶液）时其振动面发生改变，其改变的角度与物质的种类、溶液浓度（含量）及光在这种物质中通过的距离有关。这种光的振动方向在传播过程中发生改变的现象称为旋光现象，能够产生旋光现象的物质称为旋光物质。利用旋光现象可以检测已知溶液中旋光物质的浓度。蔗糖溶液具有旋光性，通过测量偏振光通过蔗糖溶液后振动面转过的角度就可以得到蔗糖溶液的浓量。本实验通过旋光计测量蔗糖溶液的浓度，掌握旋光现象的基本规律及利用旋光计测量溶液浓度的基本方法。

▶实验原理

将一束单色自然光连续通过分别作为起偏器和检偏器的两个偏振片，当两偏振片的偏振化方向相互垂直时，光线不能通过，检偏器后的视场是黑暗的。如果在这两个正交的偏振片之间，垂直于光线传播的方向上放置一个装满糖溶液的玻璃管，则视场可由黑暗变为明亮。以光的传播方向为轴将检偏器旋转某一角度后，视场才又恢复黑暗。这表明线偏振光通过糖溶液后仍为偏振光，但振动面旋转了一个角度。线偏振光通过某些物质时，其振动面发生偏转的现象称为旋光现象，能够使线偏振光振动面发生偏转的物质称为旋光物质。

实验证明，对于波长一定的单色偏振光通过物质后，振动面旋转的角度 $\Delta\varphi$ 与光在旋光物质中传播的距离 d 成正比，如物质为溶液，还与溶液的浓度 C 成正比。即

$$\Delta\varphi = \alpha C d \tag{8-1}$$

其中 α 为该物质的旋光率，它由溶质的性质决定，并与入射光波长及温度有

关。若已知溶液浓度 C，并测出 $\Delta\varphi$ 和 d，可求出物质的旋光率 α。若已知旋光率 α，由 $\Delta\varphi$ 和 d 也可求出溶液的浓度 C。

测溶液浓度还可采用比较法：设 C_0，d_0，$\Delta\varphi_0$ 与 C_x，d_x，$\Delta\varphi_x$ 分别为同种已知浓度和未知浓度的两种溶液相应的浓度，长度和偏振面旋转的角度，则

$$\Delta\varphi_0=\alpha C_0 d_0$$

$$\Delta\varphi_x=\alpha C_x d_x$$

由于两种溶液的旋光率 α 相同，两式相比得未知溶液的浓度为

$$C_x = C_0\,\frac{\Delta\varphi_x d_0}{\Delta\varphi_0 d_x} \tag{8-2}$$

在已知 C_0 的情况下，分别测出 $\Delta\varphi_0$，d_0，$\Delta\varphi_x$，d_x，即可由（8-2）式求出未知溶液浓度 C_x。特别是两次测量采用同一旋光管时，则 $d_0=d_x$，故

$$C_x = C_0\,\frac{\Delta\varphi_x}{\Delta\varphi_0} \tag{8-3}$$

提示　1. 一般来说在溶液中偏振光的转动要比在晶体中小得多。例如 10 cm 的松节油使钠黄光转动 $-37°$（负号表示左旋物质），而 10 cm 的石英可以使钠黄光转动 $2\,172°$。因此溶液的旋光率用偏振光通过 1 dm 长的距离、单位浓度时所转的角度表示，而晶体的旋光率用通过 1 mm 的距离所转的角度表示。

2. 在临床上常用半荫式旋光计测量糖尿病患者尿中糖的含量。用这种方法测量含糖量为 1% ～ 10%时比较准确。如果含糖量在 1%以下，由于偏转角度过小，测量精度较低。除旋光法外，临床上还使用两种化学方法测量含糖量，一种是发酵法，适用于 1%以下的尿糖；一种叫做阿里特高森法，适用于测量不超过 4%的尿糖。

▶仪器描述

测量物质旋光率及浓度的仪器，称为旋光计或偏振计。本实验中所用的半荫式偏振计的结构原理如图 8-1 所示。光源发出的光线通过滤光片成为单色光（或直接选用钠光灯发出的黄光），凸透镜使单色光平行，起偏器把单色自

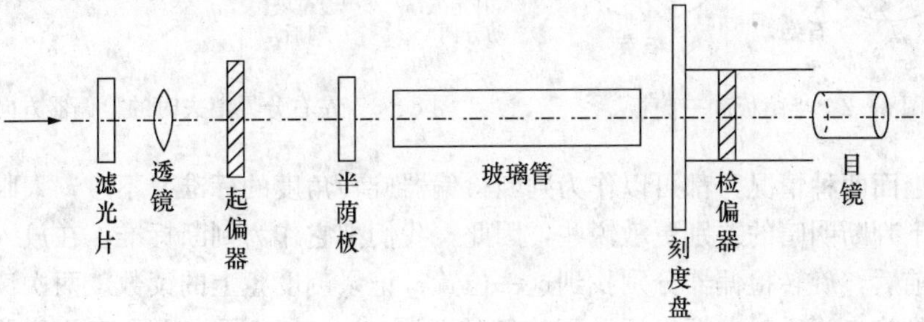

图 8-1　半荫式旋光计结构图

光变成偏振光。经过半荫板和待测溶液（装旋光溶液的玻璃管）后到达检偏器，再由目镜观测最后射出的光。检偏器和目镜可同时转动并在刻度盘上读出转过的角度。放入旋光溶液前后，在检偏器后面观察到的光强将发生改变。只有将检偏器转过一定角度，才能使视野恢复原状。检偏器旋转的这个角度就是旋光物质使偏振光振动面旋转的角度 $\Delta\varphi$。

如何判断旋转检偏器后的亮度是否复原，就要涉及到一个判别标准——亮度。若直接用眼睛主观判断肯定会有很大误差，半荫板的作用就是帮助我们判断亮度。半荫板是一个半圆形的玻璃片与半圆形石英片胶合成的透光片，如图 8－2 所示。当从起偏器得到的偏振光通过半荫板时，透过玻璃部分的偏振光其振动方向保持不变，而透过石英部分的偏振光由于石英的旋光作用使振动方向旋转了某个角度 β，因此通过半荫板的这束偏振光就变成振动方向不同（夹角 β）的左、右两半了。这时如把检偏器调整到使左半部的偏振光完全透过的位置，则右半部的偏振光只能部分透过，视野里呈现出左半部最亮，右半部稍暗的情形。转动检偏器也可以使视野里右半部最亮，左半部稍暗。在上述情况之间，当检偏器的偏振化方向在 β 角的角平分线 MM′上时（如图 8－3 所示），视野中将看到左右两半部明亮程度相同而使左右半圆的分界线消失。与上述情况类似，若把检偏器转到使左半部偏振光完全不能透过的位置，则视野中左半部最暗，右半部稍亮；把检偏器转到使右半部偏振光完全不能透过的位置时，则视野中右半部最暗，左半部稍亮。很明显，检偏器在这两个位置之间也存在一个使左右两半昏暗程度相等的位置 NN′（与 β 角的角平分线垂直），这时左右半圆分界线也将消失。

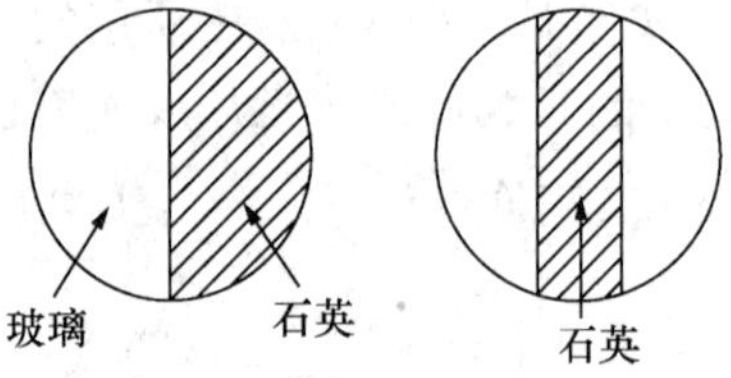

图 8－2　半荫板和三荫板

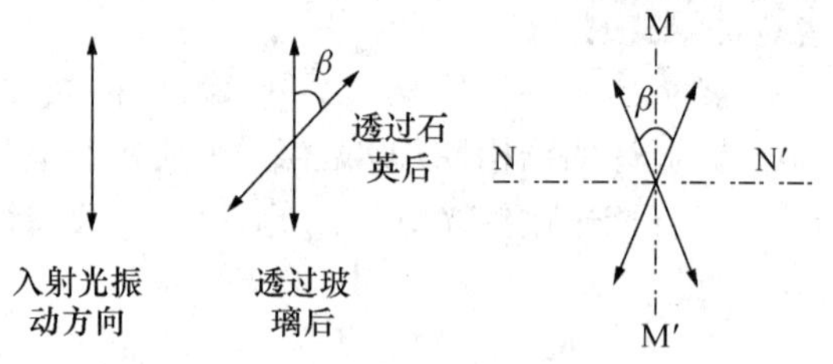

图 8－3　左右分界消失时的检偏器方向

上面两种情况，都可以作为判断检偏器旋转角度的标准。不过，人眼在暗视野下判断明暗的差别更敏锐些，因此，我们把它作为判断标准。在放入旋光溶液前后，旋转检偏器分别找到这一位置，记录刻度盘上的读数。两次读数之差就是旋光物质对偏振光振动面旋转的角度 $\Delta\varphi$。在实际应用中有些仪器中不采用半荫式，而采用所谓三荫式，即把石英片作成条状，位于三荫板中间部分，以提高判断能力（如图 8－2 所示）。其原理与半荫式完全相同，不过比较的是条状部分与左右两部分之间两条分界线消失的情况。

▶实验内容

玻璃管中放入蒸馏水，调节目镜，使半荫板成像清晰，转动检偏器，在暗视野下找到分界线消失的位置，记下角度 φ_0，测 3 次取平均值 $\overline{\varphi}_0$。

在同一玻璃管中放入已知浓度的糖溶液，再次找到暗视野下分界线消失的位置，记下角度 φ_1，同样测 3 次取平均值 $\overline{\varphi}_1$。计算 $\Delta\varphi_0=\overline{\varphi}_1-\overline{\varphi}_0$，由（8－1）式计算糖溶液的旋光率 α。

在同一玻璃管中放入未知浓度的糖溶液，找到暗视野下分界线消失的位置，记下角度 φ_2，测 3 次取平均值 $\overline{\varphi}_2$。求出 $\Delta\varphi_x=\overline{\varphi}_2-\overline{\varphi}_0$。由 $\Delta\varphi_x$ 和 $\Delta\varphi_0$ 及已知溶液浓度，根据（8－3）式求未知糖溶液的浓度 C_x。

注 意

1. 溶液应装满玻璃管，光路中不能留有气泡。
2. 装入蒸馏水或不同浓度的糖溶液前应仔细冲洗玻璃管。

思 考 题

1. 本实验原理简单，但有时测量结果不理想，试分析导致测量误差的原因有哪些？
2. 半荫式旋光计能不能测固体物质的旋光率？怎样测？固体的厚度有没有限制？

（王铭）

第三章　普通物理实验Ⅱ

设计性实验

设计性实验是根据给定的实验题目、要求和实验条件，由学生自己设计实验方案并基本独立完成全过程的实验。通过本章的学习希望能激发学生的学习主动性，逐步提高综合运用所学知识和技能解决实际问题的能力。

本章要求学生在课前预习时写出实验方案和主要的实验步骤，实验课上与教师分析实验方案是否正确、可行，共同确定最终实验方案，并通过实验进行验证。

实验九　用拉伸法测金属的杨氏模量

杨氏模量是描述固体材料抵抗形变能力的物理量，它反映了弹性材料的一种最重要、最具特征的力学性质，常用 Y 表示。它与固体材料的几何尺寸无关，与外力大小无关，只决定于材料的性质。一定温度下，它仅取决于固体材料的种类。杨氏模量一般随温度升高而减小，在单晶体中，它还与方向有关。由于杨氏模量 Y 是表征固体材料力学性质的一个重要物理量，所以，在材料工业、机械设计及制造等工程技术领域中，它是一个不可或缺的重要参数。在生物力学等领域研究人体肌肉骨骼的力学性质时，也经常要涉及它。

本实验用拉伸法测量钢丝的杨氏模量，其中利用了光杠杆的原理来放大钢丝的微小形变。

▶实验原理

在外力作用下，物体所发生的形状和大小的变化，称为形变。形变通常分为弹性形变及范性形变两类。若除去外力后，形变随即消失，物体能完全恢复原状，这种形变称为弹性形变。如果外力超过一定限度，物体就会产生永久性形变，即使撤除外力，仍有一部分形变不能消失，则称为范性形变。本实验只研究与弹性形变有关的一些问题，因此，实验中必须控制外力的大小，以保证被测物作弹性形变。

胡克定律指出：在弹性限度内，弹性物体的应力（亦称胁强）与应变（即相对形变，亦称胁变）成正比，其比值即为弹性模量。某种材料发生一定应变所需要的应力大，该材料的弹性模量就大，弹性模量的大小标志了材料的刚性。

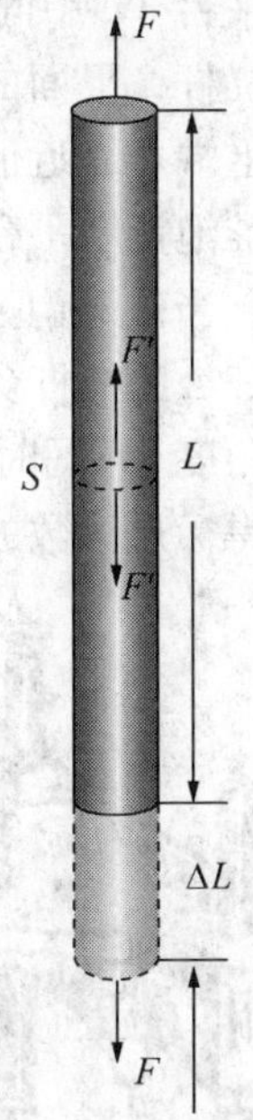

图 9-1　形变示意图

纵向拉伸或压缩是弹性形变中最简单的一类，其弹性模量常用 Y 表示，称为杨氏模量，有时也叫做纵向弹性模量。设有一根长为 L 的均匀金属丝，若沿轴向两端以外力 F 相拉，如图 9-1 所示。取任一横截面 S，考虑其上部的金属丝将以力 F' 拉下部金属丝，而下部也将同时以力 F' 拉上部，F' 为弹性内力。作用在单位面积上的弹性内力称为应力，这里因其同截面垂直，故又可称作正应力，以 P 表示。当平衡时

$$P=\frac{F'}{S}=\frac{F}{S}$$

在外力 F 作用下，金属丝由原长 L 伸长了 ΔL，单位长度的伸长量（相对伸长）$\Delta L/L$ 即为线应变。杨氏模量 Y 即为正应力与线应变的比值：

$$Y=\frac{F/S}{\Delta L/L} \qquad (9-1)$$

实验表明，Y 与 F、S 及 L 无关。但根据（9-1）式，只要测出外力 F、金属丝原长 L 和截面积 S，以及金属丝的伸长量 ΔL，便可算出 Y。显然，其中 F、S、L 用一般方法就能测得。但 ΔL 很小，无法用一般方法及量具直接准确测得，常采用光杠杆利用光学放大法，将 ΔL 放大后进行测量。

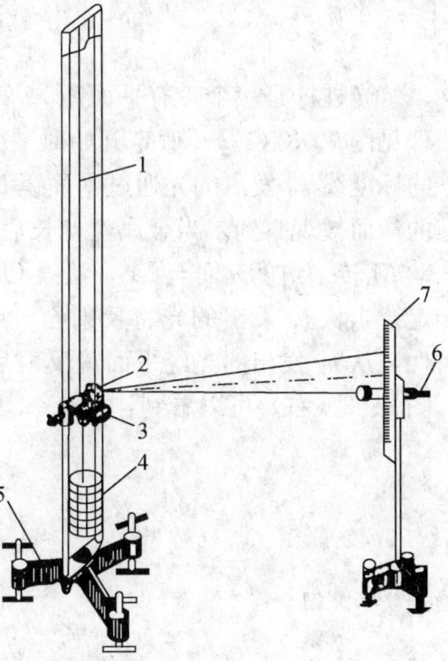

图 9-2　杨氏模量仪示意图

▶实验仪器

仪器装置如图 9-2 及图 9-3 所示。金属丝 1 的上端固定于拉伸架上，下端系有一个环，环上挂着砝码托钩（图中未画出）金属丝穿过有小孔的圆柱体。

实验时应将圆柱体一端的螺旋卡头夹紧，使其能随金属丝的伸缩而上下移动。固定平台 3，中间开有一孔，圆柱体可在孔中上下自由移动。带有光学平面镜的光杠杆 2 下面的薄钢片或两个尖脚放在平台的沟槽内，其插杆尖脚放在圆柱体的上端，靠近但不接触金属丝。调节支架底部 5 的三个调节螺丝，可利用所附水准泡调节平台至水平。望远镜 6 和标尺 7 是测伸长量 ΔL 所用的主要测量装置。当砝码钩上增加（或减少）砝码 4 后，金属丝将伸长（或缩短）ΔL，光杠杆 2 的插杆尖脚端也随圆柱体一同下降（或上升），使杆体在竖直面内转过一角度 α，同时平面镜的法线也在竖直面内转过相同角度 α。用望远镜和标尺测得标尺读数的变化，即可算出 ΔL。

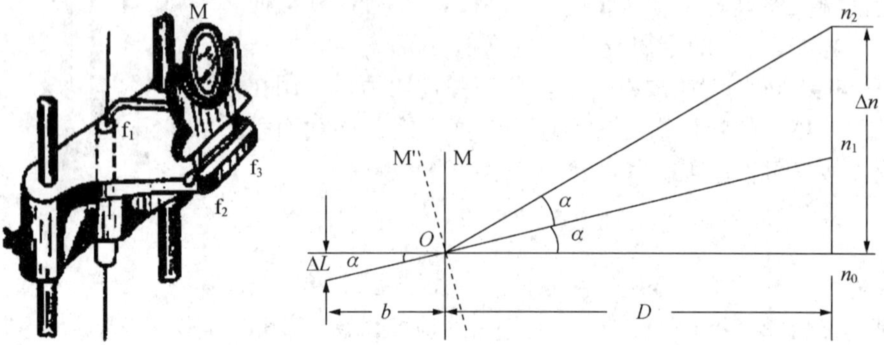

图 9-3 光杠杆（左）及其光路图（右）

光杠杆是一个带有平面镜 M 的支架，如图 9-3（左）所示。它的测量原理见图 9-3（右）。假定开始时平面镜 M 的法线 On_0 在水平位置，则标尺 7 上的标度线 n_0 发出的光通过平面镜 M 的反射，进入望远镜，在望远镜中形成 n_0 的像而被观察到。当金属丝伸长后，光杠杆的插杆尖端随金属丝下落 ΔL，带动 M 转一角度 α 而至 M′，法线 On_0 也转过同一角度 α 至 On_1。根据光的反射定律，从 n_0 发出的光将反射至 n_2，且 $\angle n_0On_1=\angle n_1On_2=\alpha$，由光路的可逆性，从 n_2 发出的光经平面镜反射后进入望远镜而被观察到。当 α 很小时，从图 9-3（右）可以看到：

$$\alpha\approx\tan\alpha=\frac{\Delta L}{b}$$

$$2\alpha\approx\tan 2\alpha=\frac{\Delta n}{D}$$

消去 α，得

$$\Delta L=\frac{b}{2D}\Delta n \qquad (9-2)$$

ΔL 原是难测的微小长度，但当取 D 远大于 b 后，经光杠杆转换放大后标尺读数的

变化量 Δn 却较大，可以从标尺上用望远镜直接读出。光杠杆装置的放大倍数为 $2D/b$。在实验中，通常 b 为 4～8 cm，D 为 1～2 m，放大倍数可达25～100 倍。

用光杠杆及望远镜、标尺测量微小长度的光杠杆法还可用于测量微小角度的变化，并在许多实验装置或仪器结构中得到应用（如冲击电流计及光点反射式检流计等），以提高其灵敏度。

提示 1. 测量杨氏模量前必须先调节光路。首先调节望远镜高低，使之与光杠杆镜面保持等高，然后调节望远镜目镜，使视野中的十字叉丝成像清晰。

2、调节光杠杆镜面角度时，需要两个人配合，一个人调节光杠杆镜面，另一个人先借助望远镜筒上的瞄准装置瞄准光杠杆镜面，从镜面中观察到自己的眼睛，之后再通过望远镜观察，并调节望远镜倾斜，使光杠杆镜面呈现在望远镜视野中，最后调节望远镜调焦旋钮，直到视野中观察到望远镜一侧标尺上的刻度在光杠杆平面镜中清晰可见。如果该刻度与望远镜同高度，那么表明光杠杆镜面垂直于望远镜筒，此时测量杨氏模量的光路调整完毕，否则还要适当调节光杠杆镜面角度，使其垂直于望远镜筒。

将（9－2）式中的 ΔL 代入（9－1）式得

$$Y=\frac{2FLD}{Sb\Delta n}$$

由于金属丝横截面积 $S=\pi d^2/4$（d 为金属丝直径），因此

$$Y=\frac{8FLD}{\pi d^2 b\Delta n}=\frac{8mgLD}{\pi d^2 b\Delta n} \tag{9-3}$$

式中 g 为重力加速度，m 为砝码质量，Δn 为相应的标尺读数变化量。实验时，每次增加或减少 1 kg 砝码，测量对应的标尺读数。利用逐差法（见第一章§8）处理数据，计算每增加 1 kg 砝码标尺读数的变化量 Δn，带入上式可得到金属丝的杨氏模量。

注 意

1. 望远镜在实验过程不能移动，在拧松其固定螺丝调节其高度时，要小心不能让它坠下。
2. 光杠杆插杆的尖脚不能落入圆柱体平面上辐射状的槽内，否则将影响光杠杆的转动。
3. 实验开始前，在金属丝下端的砝码托钩上预先放置一块砝码，将金属丝拉直，防止首次记录的数据因金属丝自身的弯曲与其它数据相差过大。
4. 实验的第一个读数必须对应标尺下方的刻度，否则需要适当调节标尺的上下位置，以确保在加载足够多的砝码之后，标尺的刻度仍然在望远镜视野内。

▶实验内容

测量给定金属丝的杨氏模量。要求自行调整仪器并设计实验方案，在预习报告中写出实验步骤及记录实验数据的表格，计算杨氏模量及其误差。

思考题

1. 本实验中需要测量哪些物理量？其中哪些需要多次测量？

2. 材料相同，但粗细、长度不同的两根钢丝，它们的杨氏模量是否相同？

3. 光杠杆有什么优点？怎样提高光杠杆测量微小长度变化的灵敏度？

4. 是否可用作图法求杨氏模量？如果以应力为横轴、应变为纵轴作图，图线应是什么形状？

5. 做完本实验后试总结一下，为了能在望远镜中始终看清标尺刻度，反射镜面、标尺面、反射镜高、望远镜高、标尺读数部分的位置、望远镜轴之间应有哪些关系？它们与地面的关系又如何？

（许莉莉）

实验十　液体黏度的测定

实际流体一般都具有黏性，即当流体各部分之间发生相对滑动时就存在阻碍相对滑动的内摩擦力或黏性力。从能量角度看，黏性将在流体流动时产生附加的能量损耗，这是流体输运、流动过程中不能忽视的问题。黏度是反映流体黏性大小的物理量，液体黏度的测量具有重要的实际意义。例如水利工程的设计，石油的管道输运等都与黏度有直接关系。临床上已经发现许多心血管疾病与血液黏度的异常有明确的关系，有时临床上还没有出现任何症状，但血液黏度已出现异常变化，及时发现这种变化可以使医生提前采取措施诊断和预防这些疾病的发生。在制药行业中调整、控制药剂的黏度非常重要，如在滴眼剂中可以通过调整液体的黏度使滴眼剂在眼内的滞留时间延长，增加药膏黏度可以使药膏易于涂抹。

测量液体黏度常用的三种方法是：毛细管法、落球法和旋转法。本实验介绍用毛细管法和落球法测定液体黏度的实验原理和测量方法，旋转法将在实验二十一中介绍。通过实验可以进一步了解液体的黏性对流动的影响及物体在黏性液体中运动的规律。

毛细管法测量液体的黏度

▶实验原理

液体作层流时，不同的流层具有不同的速度，那么在各层之间就有内摩擦力的作用。实验指出，内摩擦力与液层面积的大小 Δs 及垂直于流速方向上的

速度梯度 $\Delta u/\Delta r$ 成正比，也就是

$$f = \eta \frac{\Delta u}{\Delta r} \Delta s \tag{10-1}$$

式中比例系数 η 称为内摩擦系数或黏度。不同的液体具有不同的黏度，各种液体的黏度还随温度的升高而减小。黏度的单位是帕·秒（Pa·s）。

液体在水平细管中作稳定流动时，若设细管的半径为 R，管长为 L，细管两端的压强差为 ΔP，经时间 t，由细管中流出黏度为 η 的液体体积 V 可依据泊肃叶公式求出，即

$$V = \frac{\pi R^4 \Delta P t}{8\eta L} \tag{10-2}$$

对于同一细管来说，若换用另一黏度为 η' 的液体，两端压强差改为 $\Delta P'$，而使流出的体积仍为 V 时，所经历的时间则应为 t'，它们之间的关系仍遵从泊肃叶公式，即

$$V = \frac{\pi R^4 \Delta P' t'}{8\eta' L} \tag{10-3}$$

（10－3）式除以（10－2）式得

$$1 = \frac{\Delta P'}{\Delta P} \frac{t'}{t} \frac{\eta}{\eta'} \tag{10-4}$$

或

$$\eta' = \frac{\Delta P'}{\Delta P} \frac{t'}{t} \eta \tag{10-5}$$

如果将毛细管竖直放置，使液体在重力作用下流出，可以证明上述结果仍然成立，而且

$$\frac{\Delta P'}{\Delta P} = \frac{\rho'}{\rho} \tag{10-6}$$

此处 ρ 和 ρ' 分别是这两种液体的密度，因而（10－5）式可写为

$$\eta' = \frac{\rho'}{\rho} \frac{t'}{t} \eta \tag{10-7}$$

因此，如果知道了等体积的两种黏性液体流过同一细管的时间 t 和 t'，以及它们的密度 ρ 和 ρ'，并已知其中一种黏性液体（例如蒸馏水）的 η 值，那么另一种黏性液体的 η' 即可由（10－7）式求得。这种根据同一实验原理，在相同的实验条件下，比较标准液体和待测液体流过的时间，从已知标准液体的黏度计算待测液体黏度的实验方法称为比较法。通常在相同条件下，比较两种黏性液体流过的时间，可以消去一些相同的量，例如细管的长度和半径。

使测量的物理量减少，从而减少了引入误差的机会，提高测量结果的精度。

▶实验仪器

实验室常用玻璃毛细管黏度计有奥氏黏度计和乌氏黏度计两种。这两种黏度计比较精确，使用方便，适用于测定低黏性液体的黏度。奥氏黏度计和乌氏黏度计的结构如图 10－1 所示。

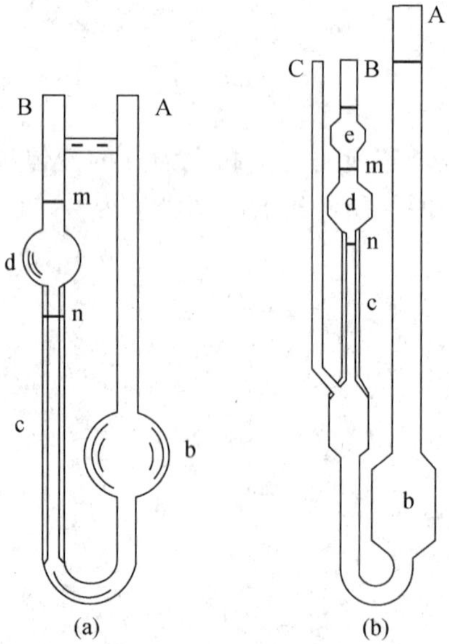

图 10－1　奥氏黏度计（a）和乌氏黏度计（b）

奥氏黏度计是一个 U 形玻璃管。A 管一侧到 b 泡下端的弯曲部分为止较粗，而另一侧 B 管是毛细管 c 及小球泡 d，再上面就是较粗的管子。乌氏黏度计增加了一个与大气相通的支管 C，以使测定时液体在毛细管下端出口处与管 B 中的液体断开，形成了气承悬液柱。这样毛细管 c 中液体下流时所受压力差 ρgh 与粗管 A 中液面的高度无关，即与所加的待测液体的体积无关。而奥氏黏度计测定时，标准液和待测液的体积必须相同才能保证（10－6）成立，因为液体下流时所受的压力差 ρgh 与球泡 b 中液面高度有关。在泡 d 的上下各有一刻痕 m 和 n，用以限制流过毛细管 c 的液体体积一定，并测量该体积的液体流过毛细管的时间。

提示　除有时用毛细管法测量血浆的黏度外，在临床上测量血液的黏度一般不用毛细管法，而多使用锥板黏度计。锥板黏度计由一可以转动的圆板和一与圆板同轴并置于圆板之上的圆锥组成。两者半径相同，顶点向下的圆锥与圆板表面形成夹角很小（一般小于 4°）的间隙。将被测血液充满在圆板和圆锥之间的狭窄间隙中，旋转圆板，测量通过血液作用在圆锥上的扭矩计算血液的黏度。由于血液是非牛顿流体，即血液黏度随（10－1）式中速度梯度的不同而变化，通过改变圆板旋转的角速度就可以测量到不同速度梯度下的血液黏度。而且使用锥板黏度计所需的样品量也远少于毛细管法。这是不用毛细管法测量血液黏度的原因。

为使测量过程中的温度尽量保持恒定，应将黏度计用夹子固定在支架上，并把它浸入装水的容器中，使水面在刻痕 m 以上。容器中插入温度计，以水温作为测量温度。

实验前先将黏度计用水洗干净，再用被测液体冲洗。把仪器固定在支架上，调好铅直。将温度计插入水槽中。从黏度计粗管装入适量被测液体，然后再用吸球将液体吸入（或压入）玻璃泡 d 中，使液面在刻痕 m 以上（奥氏黏度计）或刚好充满 e 泡（乌氏黏度计）。吸入过程不要进行得太快，以免在毛细管中形成气泡，而给测量结果带来误差。用电子秒表分别测量蒸馏水和待测液体液面自刻痕 m 下降到 n 所需的时间（即相同体积的液体流过毛细管的时间）t 和 t'，各测 3 次求出平均值。

用温度计在测量前、测量中和测量后各测一次量筒中水的温度，取平均值作为测量温度。根据测量温度由附录 1 用内插法（见实验三附录 2）确定蒸馏水（标准液体）的黏度。待测液体的密度用比重计（比轻计）测量或根据测量温度由附录 1 用内插法确定。再由（10－7）式计算待测液体的黏度。

注　意

1. 使用奥氏黏度计时，蒸馏水和被测液体装入的体积要相等。每次装入的体积应该是当液面自刻痕 m 降至 n 时，在 b 泡中的液面恰能自泡中部稍下达到中部稍上为宜。这样才能使（10－6）式更好地成立。
2. 黏度计下端弯曲部分很容易折断，安装及清洗黏度计时，要用一只手拿住粗管，不要用双手分持两管，也不要用一手紧握两管。

思考题

1. 奥氏黏度计和乌氏黏度计在设计上有什么区别和特点？
2. 如何选取测量液体的体积？
3. 液体在高于 m 处的部分中出现气泡，对实验结果会产生什么影响？
4. 毛细管的粗细对流过的时间有什么影响？对黏度较小的液体进行测量时，应该选择何种内径的毛细管黏度计？

落球法测量液体的黏度

▶实验原理

金属小球在黏性液体中下落时要受到三种力的作用：重力、浮力及运动的阻力。这阻力是由液体的内摩擦力所引起的。靠近小球表面的液体层以小球的速度运动，液体其余各层的速度逐渐减小。阻力就是附在球表面的液层与液体之间的内摩擦力。

当液面为无限宽广，而且在小球后面不产生旋涡时，斯托克斯指出，黏性阻力等于

$$f = 6\pi v\eta r \tag{10-8}$$

式中 η 是液体的黏度，v 是小球的速度，r 是小球的半径。

由（10－8）式可知阻力随 v 的增大而增大，当重力、浮力和阻力之和等于零时，小球作匀速直线运动。此时

$$\frac{4}{3}\pi r^3\rho' g - \frac{4}{3}\pi r^3\rho g - 6\pi\eta v r = 0 \tag{10-9}$$

这里 ρ' 和 ρ 分别表示小球和液体的密度，g 为重力加速度。求解（10－9）式，并用 d 表示小球直径，可得液体黏度为

$$\eta = \frac{1}{18}\frac{(\rho' - \rho)}{v}gd^2 = \frac{(\rho' - \rho)gd^2 t}{18l} \tag{10-10}$$

其中 t 为小球匀速下落距离 l 所用的时间，测量上式右侧各值后，就可计算出液体的黏度。

落球法可用于测量黏度较大的透明或半透明液体。在实际测量时，液体总是放在有器壁的容器里，这时将会减低小球落下的速度，需要对（10－10）式进行修正。若容器内径为 D，容器内液体的深度为 H 时，（10－10）式可改写为

$$\eta = \frac{(\rho' - \rho)gd^2 t}{18l}\frac{1}{\left(1 + 2.4\frac{d}{D}\right)\left(1 + 1.6\frac{d}{H}\right)} \tag{10-11}$$

▶实验仪器

实验装置为盛有被测液体的玻璃管筒，在管的上、下部各有一可移动的环线 A 和 B 作为计时开始和结束的标记。调节容器的铅直，观察小球自由落下后作匀速运动的范围（本实验中约从液面下 10 cm 左右到容器底部之上约 10 cm），将标记 A 和 B 移到此范围内。

测量 AB 的之间距离 l，以及小球落下时从 A 到 B 所用的时间 t，各测 5 次取平均值。用螺旋测微计测量小球的直径 d，测 5 次求平均值。用米尺及游标卡尺分别测量液柱高度 H 及玻璃管内径 D。用比重计测被测液体的密度 ρ，再记下小球的密度 ρ'（由实验室给出），然后代入（10－11）式计算出被测液体的黏度 η。记录室温作为被测液体的温度。

注 意

1. 严禁在被测液体中混入杂质影响被测液体黏度。
2. 在测量过程中要从各方面注意减少被测液体温度的变化。
3. 尽量地使小球沿筒的轴线下落。
4. 标记A和B都要设置在水平面内。按秒表时，眼的位置要与A、B的高度一致以避免视差。

思考题

1. 怎样选择标记A、B的位置？
2. 怎样注意减少测量过程中温度的变化？
3. 为什么要强调小球需沿筒的轴线下落？

▶实验内容

一、必做部分

分别测量室温下酒精和甘油的黏度。要求自行设计实验方案，根据不同被测液体分别选择合适的测量方法，在预习报告中写出实验步骤及记录实验数据的表格。

二、选做部分

1. 研究液体黏度随浓度变化的规律。要求自行设计实验方案，列出实验方法及具体的实验步骤。

2. 用落球法测量被测液体黏度时，使用不同直径的小球对利用（10－10）式计算液体黏度所产生的误差大小进行比较。

附录1 不同温度下水的黏度和密度

表10－1 不同温度下水的黏度 η 和密度 ρ

t/℃	η/mPa·s	ρ/kg·m^{-3}	t/℃	η/mPa·s	ρ/kg·m^{-3}	t/℃	η/mPa·s	ρ/kg·m^{-3}
0	1.792 1	999.842 5	14	1.170 9	999.247 4	28	0.836 0	996.236 5
1	1.731 3	999.901 5	15	1.140 4	999.102 6	29	0.818 0	995.947 8
2	1.672 8	999.942 9	16	1.111 1	998.946 0	30	0.800 7	995.650 2
3	1.619 1	999.967 2	17	1.082 8	998.777 9	31	0.784 0	995.344 0
4	1.567 4	999.975 0	18	1.055 9	998.598 6	32	0.767 9	995.029 2

续表

t/℃	η/mPa·s	ρ/kg·m⁻³	t/℃	η/mPa·s	ρ/kg·m⁻³	t/℃	η/mPa·s	ρ/kg·m⁻³
5	1.5188	999.9668	19	1.0299	998.4082	33	0.7523	994.7060
6	1.4728	999.9432	20	1.0050	998.2071	34	0.7371	994.3745
7	1.4284	999.9045	21	0.9810	997.9955	35	0.7225	994.0349
8	1.3860	999.8512	22	0.9570	997.7735	36	0.7085	993.6872
9	1.3462	999.7838	23	0.9358	997.5415	37	0.6947	993.3316
10	1.3077	999.7026	24	0.9142	997.2995	38	0.6814	992.9683
11	1.2731	999.6081	25	0.8937	997.0479	39	0.6685	992.5973
12	1.2363	999.5004	26	0.8737	996.7867	40	0.6560	
13	1.2028	999.3801	27	0.8548	996.5162			

附录2　几种液体的黏度

表10-2　几种液体的黏度

t/℃	0	10	20	30	40	50	60	70
乙醇 η/mPa·s	1.77	1.45	1.19	0.989	0.827	0.697	0.591	0.504
苯 η/mPa·s	0.902	0.759	0.649	0.562	0.492	0.437	0.390	0.351
甘油 η/mPa·s	12070	3900	1412	612	284	142	81.3	50.6

（喀蔚波）

实验十一　测定空气中超声波的波速

声速是描述声波在弹性介质中传播特性的一个基本物理量。测定声速常用的方法是驻波法和相位法。由于超声波具有波长短、易于定向发射及抗干扰等优点，因此，在超声波段进行空气中声速的测量是比较方便的。本实验利用压电换能器作为声波发射器与接收器，通过调节两换能器的相对位置，利用示波器观测反射波或入射波与反射波叠加的图形，从而确定声波波长，再根据超声波的频率求出声波的速度。通过实验学习用驻波法或相位法测量声波在空气中的传播速度的方法和原理；掌握声速测定仪、示波器、信号发生器的使用。

▶实验原理

一、驻波法测量声速

从声源发出的一定频率的平面声波，经过空气沿一定方向传播到达接收器。如果发射面与接收面相互平行，则在接收面处入射波垂直反射。在接收面与发射面之间的空气中入射波和反射波相干叠加，当接收面与发射面之间的距离 $l=n\frac{\lambda}{2}(n=1, 2, 3, \cdots)$时，形成驻波，反射面为空气质点位移的波节。即在这些特定的距离上，空气中出现稳定的驻波共振现象。根据波动理论，在声场中空气质点位移为波节的地方，声压为波腹；而质点位移为波腹的地方，声压为波节。因此，形成驻波时，接收面上的声压也相应地达到极大值。这样，若在保持频率 ν 不变的条件下，连续改变发射器与接收器之间的距离时，在一些特定的位置上，接收器上的声压可达到极大值，测量相邻两极大值之间的距离（$\lambda/2$）得到波长，利用

$$v=\nu\lambda \tag{11-1}$$

即可计算声速。

二、相位法测量声速

考虑一沿直线传播、频率为 ν（圆频率 $\omega=2\pi\nu$）的超声波。根据波动方程可知，在传播方向上波源与距波源 r 处两质点的振动频率相同，但有一相位差 $\Delta\varphi=2\pi r/\lambda$。若将这两点的振动分别接到示波器的 x 轴和 y 轴上，即将超声发射器的信号输入 x 轴，而将距离发射器为 r 的接收器接收到的信号输入 y 轴。在示波器屏幕上可以看到两个同频率、垂直方向振动的叠加。合成运动的轨迹一般为椭圆，椭圆的形状和方位由相位差 $\Delta\varphi$ 决定。

当发射器与接收器之间的距离为波长整数倍时，相位差 $\Delta\varphi=2n\pi$。合成运动的轨迹为一、三象限的直线。移动接收器，当发射器与接收器之间的距离变化一个波长时，相位恰好变化 2π。合成运动的轨迹又回到一、三象限的直线。即相邻两次合成运动的轨迹为一、三象限直线时，接收器移动的距离为一个波长 λ。由此即可测出超声波的波长 λ，再根据已知超声波的频率 ν，由（11-1）式可求出波速 v。

三、理想气体中的声速理论值

声波（包括次声波和超声波）在理想气体中传播速度的理论值为

$$v_{理}=\sqrt{\frac{\gamma RT}{M}}=\sqrt{\frac{\gamma R(T_0+t)}{M}}=v_0\sqrt{1+\frac{t}{T_0}} \tag{11-2}$$

式中 M 是气体的摩尔质量，R 是摩尔气体常量，γ 是气体比定压热容与比定容热容的比值，T 及 t 分别为气体的热力学温度和摄氏温度，$v_0=\sqrt{\gamma RT_0/M}=331.45\,\text{m}\cdot\text{s}^{-1}$ 为 $t=0℃$ 时空气中的声速，$T_0=273.15\,\text{K}$。根据室温即可由(11－2)式求出空气中的声速。

▶实验仪器

声速测定仪的主要部件是两只压电陶瓷换能器——发射器和接收器，其功能分别是将电能转化为声能和将声能再转化为电能，压电换能器原理可参见实验十九或实验二十。通过信号发生器给发射器输入一定频率和一定功率的信号，使之作为声源发出频率与信号源频率相同的声波；而接收器一方面作为声波的接收端将作用在其表面的声压转换成电信号，另一方面还起声波发射面的作用。实验装置如图 11－1 所示，发射器和接收器分别与示波器的两个通道相连接，可以同时观测到声源信号和接收端的声压信号；用相位法测声速时，将示波器转换到 x-y 状态，即可利用李萨如图形观察发射波与接收波的相位差。实验时固定发射器，接收器与丝杆连接，摇动鼓轮可改变接收器的位置。接收器移动的距离可由固定在丝杆上的游标尺或鼓轮上的螺旋测微尺直接读出。

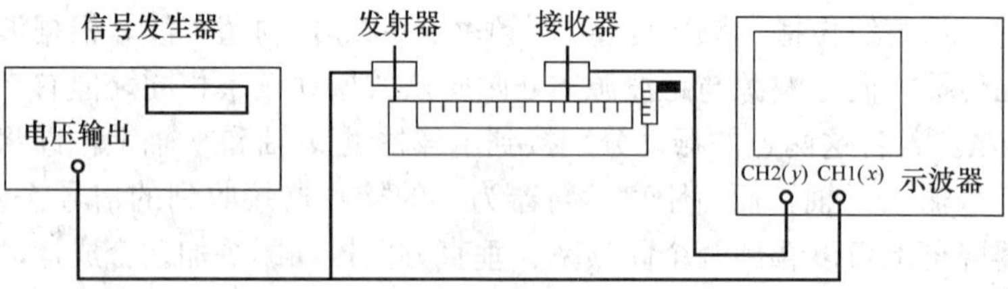

图 11－1　超声波的波速测量装置

提示　压电换能器有一定的固有谐振频率，由陶瓷片的厚度决定。当外加正弦信号的频率接近谐振频率时，换能器处于共振状态，输出能量最大。实验中可先将两个换能器彼此贴近，在频率为 20～100 kHz 范围内调节信号源频率，使示波器上看到的声压信号最强，从而初步测定系统的谐振频率。然后，将两换能器移开至间距约 5 cm，通过移动接收器和调节信号源频率，再次使示波器上声压信号达到最大值，此时信号源的输出频率即为换能器谐振频率。

▶实验内容

1. 分别用驻波法和相位法测量空气中超声波的声速。为减小测量误差，不应测量单个 $\lambda/2$ 或 λ，而应测量多个 $\lambda/2$ 或 λ，并用逐差法（见第一章§8）

处理数据。

2. 测量室温 t，计算空气中超声波声速的理论值，并分别计算两种方法测量到的实验值的相对误差。

注 意

1. 超声波探头不得磕碰。实验时应使两换能器的发射和接收端面平行。
2. 信号发生器输出不要短路。
3. 测量过程中，接收器应该连续向同一方向移动，以免螺旋空程返回引起误差。

思考题

1. 实验中在计算 $\lambda/2$ 或 λ 时，将测量到的多个 $\lambda/2$ 或 λ 数据直接求平均值，与逐差法比较，哪一种方法更好？为什么？

2. 为什么信号发生器的输出频率要与超声波探头的共振频率相同？

3. 在相同的条件下，声波、次声波和超声波的波速是否相同？为什么？

附录 1 不同气体中的声速

表 11-1 不同气体中的声速

气体	声速/$m \cdot s^{-1}$		气体	声速/$m \cdot s^{-1}$	
	0℃	20℃		0℃	20℃
二氧化碳	259	258	氧	316	324
氮	334	348	氢	1284	1300

附录 2 不同温度空气中的声速

表 11-2 不同温度空气中的声速

温度/℃	0	10	20	30
声速/$m \cdot s^{-1}$	332	338	344	350

（孙大公）

实验十二 弦本征振动的观测

当弦线上的前进波遇到障碍物后反射，反射波与前进波叠加就形成了驻波。即驻波是由两列传播方向相反而振幅与频率都相同的波叠加而成的。若以不同频率激发两端固定的弦线振动，只有某些特定的频率能在弦线上形成驻波。这些频率被称为弦的本征频率，而形成的驻波称为弦的本征振动。小提琴等弦乐器发出乐音即是其弦线作本征振动的结果。驻波在许多领域中都有广泛的应用，例如在生物医学领域中，X-射线驻波技术可用于生物膜结构与功能的研究；用驻波的观点可以研究中医理论中脉和脉象的产生机制。

本实验通过对两端固定弦线上形成的驻波和共振现象进行观测，了解驻波的频率与弦线的长度、线密度以及弦线上的张力的关系。

▶实验原理

两端固定的被拉紧的弦，以手弹之使其离开平衡位置，它就发生垂直于弦的自由振动。横波沿弦传到固定点而返回，入射波与反射波迭加后就在弦上形成驻波，对于一根柔软、均匀的弦，由于弦两端固定不动，所以这两点必为波节，如图 12－1 所示。因此在弦上形成的驻波的波长，必须满足下列条件

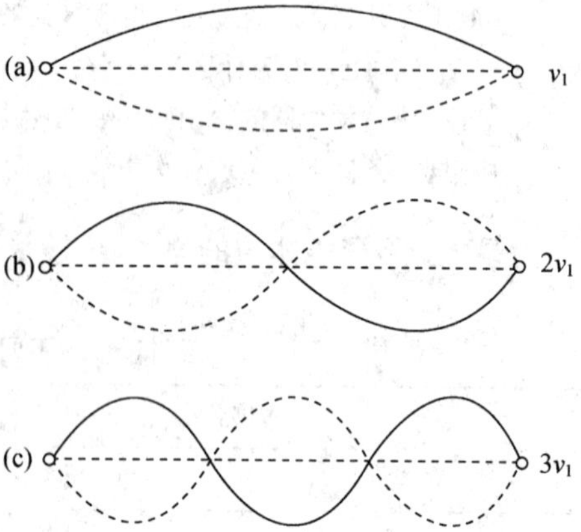

图 12－1　两端固定的弦的振动

$$L = n\frac{\lambda}{2} \quad n = 1,2,3,\cdots \tag{12-1}$$

式中 L 为弦长，λ 为波长，n 为弦上驻波的波腹数。驻波的波长 λ 与频率 ν 和波速 v 有关

$$\lambda = \frac{v}{\nu} \tag{12-2}$$

可以证明沿弦线传播的横波波速

$$v = \sqrt{\frac{T}{\rho}} \tag{12-3}$$

其中 T 为弦上的张力，ρ 为弦单位长度的质量（线密度）。由（12－1）、（12－2）、（12－3）三式可以得到张紧的弦的振动频率为

$$\nu = \frac{n}{2L}\sqrt{\frac{T}{\rho}} \quad n = 1,2,3,\cdots \tag{12-4}$$

由此可见，并不是任何频率都可以在弦上形成驻波。它必须受到（12－4）式

的限制。在弦上可以形成的驻波振动称为弦的固有振动或本征振动，它的频率称为固有频率或本征频率。由上式可知，弦的固有频率只能取一系列不连续的数值。弦的固有频率除决定于弦长、张力和线密度外，还要由 n 决定，$n=1$ 时，频率最低，这一频率称为基频，它所对应的波称为基波。$n=2$，3，…时的频率均为基频的整数倍，称为谐频，对应的波称为谐波。

直接观测弦的固有振动是困难的，为此可以设法使弦作受迫振动。若以周期性外力作用在弦上，使外力的变化频率与弦的某一个固有振动频率相同，则弦作受迫振动的振幅达到极大值，即发生所谓的“共振现象”。因此，连续改变周期性外力的频率，观察弦发生共振时的频率以及波腹的数目，就可以确定弦的各个固有频率。对弦施加周期性外力有多种方法，我们实验中利用载流导线在磁场中会受到安培力的作用，使置于磁场中的金属弦通以交流电流，则金属弦将受到频率与交流电相同的周期性安培力作用。改变交流信号的频率，当与金属弦的固有频率相同时，将观察到金属弦的共振现象。

▶实验仪器

实验装置如图 12-2 所示，被研究的金属弦一端固定在实验板上，另一端通过滑轮悬挂着质量为 m 的砝码，使弦受到的张力为 $T=mg$。砝码的质量 m 和弦的线密度 ρ 分别为 $m=0.2025\,\text{kg}$，$\rho=0.450\times10^{-3}\,\text{kg}\cdot\text{m}^{-1}$，或由实验室给出。弦与两支架的交点 A、B 为弦两端的固定点。将信号发生器输出的交变信号加在金属弦的两端，使已知频率的交流电流通过金属弦。用两块永久磁铁将金属弦夹在中间，金属弦将在周期性外力的作用下作受迫振动。对于一定的金属弦（即 ρ、L、T 一定），若改变外力频率——实际上是改变交流电流的频率 ν'，使 $\nu'=\nu_1$，$2\nu_1$，$3\nu_1$，…，就可以分别观察到如图 12-1 所示的弦本征振动的基波和各次谐波，并且可以通过实验验证各谐频和基频的简单整倍数关系。

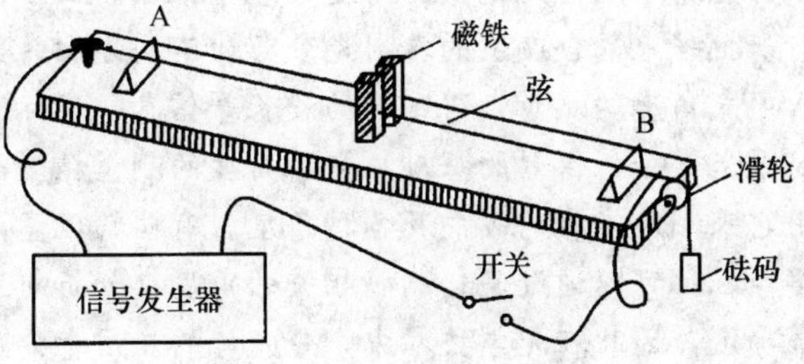

图 12-2 实验装置示意图

注 意

1. 实验时应使金属弦不要与磁铁相接触。

2. 为使共振现象明显，磁铁应放在振动的波腹位置，不能放在波节位置。

▶实验内容

一、必做部分

观测不同长度的弦的基频和各次谐频的大小，并与其理论值进行比较，分析误差产生的原因。要求自行设计实验方案，在预习报告上画出实验线路简图，写出简单的实验步骤，设计出记录实验数据的表格。

二、选做部分

求裸铜线的线密度。要求利用实验室提供的仪器设计实验方案，在预习报告上写出实验原理和实验步骤。

思 考 题

1. 实验中得到的长度与基频，谐频与基频，基频与弦所受的张力，频率的理论值与实验值各是什么关系？

2. 在实验中怎么更好地确定波腹的最大位置以确定共振的频率？

（苑桂红）

实验十三 分光计的调节和应用

分光计是一种能精确测量光线偏转角度的光学仪器。由于棱镜或光栅可分别利用色散和衍射把一束复合颜色的入射光分解为不同方向的出射光，因此可利用分光计对出射光角度的测量来得到它的波长等信息。实际上分光计是各种光谱仪、单色仪等光学分析仪器的基础，它对角度的测量精度很高。另外，在光学实验中常用它来测定光线的方向及各种角度。有些物理量，如折射率、光栅常数、色散率等往往可以通过直接测量相关的角度（如折射角、衍射角、布儒斯特角等）来确定，因此在光学技术中，分光计的应用十分广泛，而以它为基本框架的光学分析仪器在制药、化工、天文、地质、环保等许多领域的理化分析及检测中都有着广泛的应用。

分光计本身是一种较为精密而且使用技巧性较高的仪器，因此，本实验设计为两部分，第一部分通过测量棱镜两侧对平行光的反射光线的角度来练习调节和使用分光计，第二部分利用分光计进行光栅衍射实验，分析汞灯出射光中的不同颜色光的波长。通过本实验可熟悉分光计的调节和使用，并对光栅衍射的理论和现象有一直观的认识。

分光计的调节和使用——反射法测量棱镜的顶角

▶实验原理

一、分光计的结构

图 13－1 为一台教学用分光计。它主要由底座、平行光管、望远镜（又称自准直望远镜）、载物台和刻度盘等几部分组成。每部分都有特定的调节螺丝或控制螺丝。

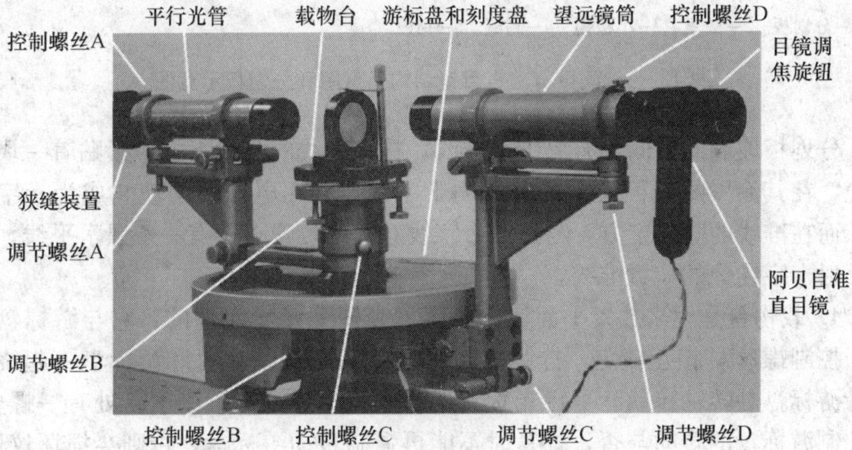

图 13－1 分光计结构和外观图

1. 分光计底座的中心有一沿铅直方向的转轴，称为分光计的转轴。在这个转轴上套有一个带游标的游标盘和一个刻度盘，这两个盘可以绕转轴旋转。

2. 平行光管与分光计底座固定。平行光管的一端装有一个会聚透镜（物镜），另一端装有狭缝装置（狭缝套管）。狭缝的宽度可以调节，而且狭缝套管可前后移动，以改变狭缝和物镜的距离，当狭缝的位置调到物镜的焦平面上时，则平行光管可发出平行光。平行光管的俯仰可由倾斜度调节螺丝（调节螺丝 A）来调节。

3. 望远镜安装在支臂上，支臂与转轴相连，在支臂与转轴连接处有控制螺丝 B（位于刻度盘下面），旋松时，望远镜与刻度盘不联动；拧紧时，望远镜与刻度盘联动。调节螺丝 C 是它的微调旋钮，当刻度盘下方另一侧的控制螺丝（图 13-1 中未显示）拧紧后，望远镜不能绕轴转动时，用调节螺丝 C 可以使望远镜绕轴作微小转动。控制螺丝 D 是目镜镜筒的制动螺钉，旋松它可前后移动目镜镜筒，从而调节分划板和物镜之间的距离。望远镜光轴的倾斜度由调节螺丝 D 来调节。分光计上的望远镜通常采用阿贝式自准直目镜，其结构如图 13-2。

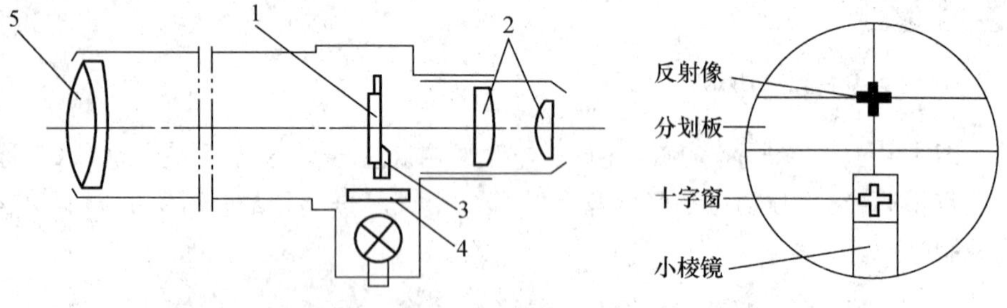

1—分划板 2—目镜 3—小棱镜 4—侧窗 5—物镜

图 13-2 阿贝自准直目镜结构示意图和分划板示意图

分划板玻璃的中间刻有黑十字准线。在该准线的竖线下方，紧贴着一块小棱镜，在其涂黑的断面上，刻有透明十字线，利用电珠照明使它成为十字光源。而在准线的竖线上方，与透明十字线对称的位置上，有一条黑水平线，作为反射十字线像的位置准线。

4. 载物台是用来放置平面镜、棱镜、光栅等光学元件的，它与游标盘通过一控制螺丝 C 相互锁定，拧紧控制螺丝 C 后，载物台可和游标盘一起绕分光计游标盘的转轴转动。平行光管支架与底座相连且靠近刻度盘处有一螺丝，可控制游标盘的转动与否，拧紧时不能再强制转动游标盘，否则会损坏仪器。载物台下有三个调节螺丝（调节螺丝 B），可调节载物台的水平。

5. 分光计的读数系统由刻度盘和游标盘组成，读数方法和游标原理相同（见实验一），如图 13-3 所示，图中游标的读数为 308°28′。测量时游标盘固定，望远镜与刻度盘联动，从而可确定光线的方向角。

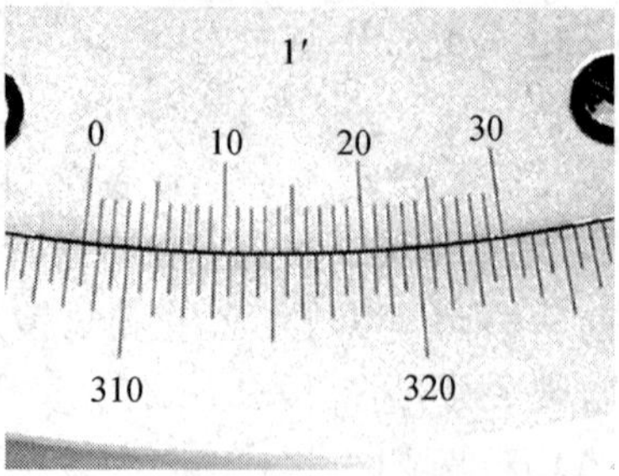

图 13-3 分光计的游标

二、分光计的基本调节

为了使分光计能准确地测出待测角大小（如棱镜顶角，光线经棱镜、光栅等光学元件偏转的角度)，必须使待测角所在平面平行于刻度盘平面。为此必须对仪器进行精确调节，达到如下目标：1. 望远镜能观察平行光，即要求望远镜调焦在无穷远处（用自准直法进行调节)；2. 平行光管能发射平行光；3. 望远镜和平行光管的光轴均与仪器转轴垂直。为了使分光仪的调节不会发生矛盾，一定要注意调节顺序。一般原则是先借助平面反射镜调节望远镜的聚焦，并调节望远镜光轴与仪器转轴的垂直；然后调节平行光管及其与仪器转轴的垂直；最后结合实验所用光学器件调节载物台的水平。

提示 分光计出厂时已将刻度盘调到与仪器转轴垂直。但由于刻度盘中心和仪器转轴在制造和装配时，不可能完全重合，因此在读数时会产生偏心差，如图 13-4 所示，刻度盘上的刻度均匀地刻在圆周上，当刻度盘中心 O 与转轴重合时，由相差 180°的两个游标读出的转角刻度数值相等，即 $AB=A'B'$。而当圆刻度盘偏心时，由两个游标盘读出的转角刻度值就不相等，即 $CD\neq C'D'$，所以如果只用一个游标读数窗就会产生系统误差。由平面几何很容易证明 $(CD+C'D')/2=AB=A'B'$，所以通过在转轴直径上安置两个对称的游标读数窗，可消除这种系统误差。

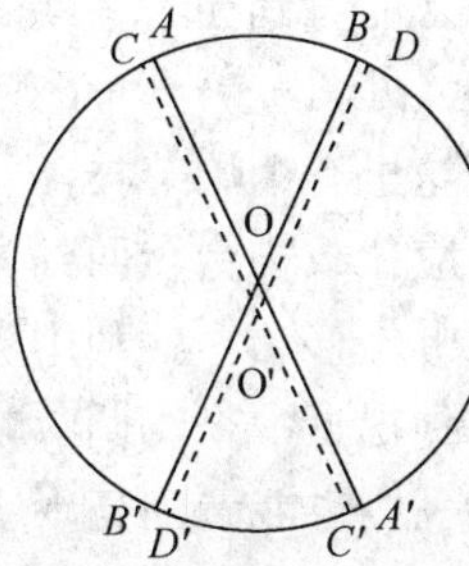

图 13-4 刻度盘的偏心差

1. 借助平面反射镜用自准直法调节望远镜的聚焦。将平面反射镜按图 13-5 所示放在载物台上。这样可使调节局限于 A 和 B 位置下方的调节螺丝（调节螺丝 B)。首先要前后旋动望远镜的调焦目镜调节目镜与分划板之间的距离，以便在目镜视场中能看到清晰的黑十字准线像（如背景太黑，可用台灯或其他小灯倾斜照亮望远镜的前方)；然后将望远镜对准载物台上的平面反射镜，使由亮十字线通过物镜发出的光经平面反射镜反射之后，又回到物镜筒中，于是可以看到反射回来的亮十字线像。如果看不见，则说明望远镜光轴没有垂直于平面反射镜，调节载物台下的螺丝或调节螺丝 D 使它们垂直。调节自准直目镜的前后距离，可使亮十字线像最清晰并与黑准线无视差。

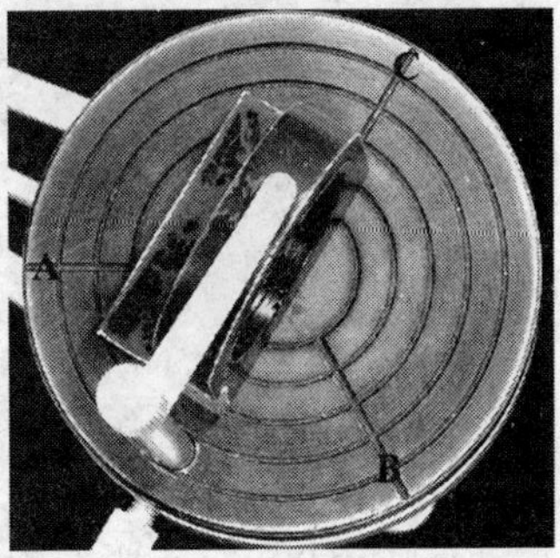

图 13-5 平面镜在载物台上的位置

注 意

可以先转动载物台，眼睛直接从望远镜外侧面找到由平面反射镜反射回来的亮点，这时眼睛像高度一般比目镜中心高度偏高或偏低，则调节载物台下面螺丝 A 或 B（如图 13-5)，或者调节望远镜倾斜螺丝，直至眼睛像与目镜中心等高后，就可看到由平面镜反射回来的亮十字线像了。

2. 调节望远镜筒与仪器转轴垂直。这一步同样要借助平面反射镜。把载物台旋转 180°（不需要借助刻度盘的读数！平面镜双面均能反射），在另一侧寻找反射的亮十字线像。如果能找到，则可借助后文的二分之一法来调节望远镜的光轴和仪器转轴垂直。但如果那一侧看不到亮十字线像，则可用目测的办法先做判断：把载物台转到无法看到亮十字线像的那一侧，然后从侧面观察这个反射光路，看是属于图 13－6（a）还是属于图 13－6（b）中的情形，即判断平面镜是朝向望远镜倾斜，还是背离望远镜倾斜。如果是第一种情形，说明在原来能看到亮十字线像一侧望远镜是俯视平面镜的（为什么?），因此调节螺丝 D（见图 13－1）下旋，使望远镜筒能垂直于仪器转轴，反之调节螺丝 D 上旋。这里有个调节技巧：为了保证在平面镜原来一侧能始终观察到亮十字线像，应让载物台转回到原来一侧时对调节螺丝 D 进行调节，如果亮十字线像向视野外移动，就利用载物台下的调节螺丝 B 改变载物台的倾斜，使亮十字线像回到视野中来。调节幅度不要太大，之后把载物台转到另一侧进行观察，如果那一侧也能看到亮十字线像，则应用二分之一法进一步调节，否则重复以上步骤，直至两侧都能看到亮十字线像。

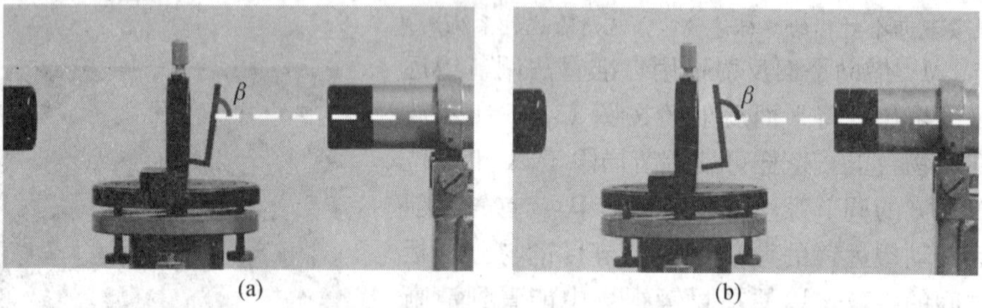

图 13－6　目测法判断反射光路无法进入望远镜筒的原因

3. 用二分之一法精确调节望远镜筒与仪器转轴的垂直。首先调节载物台或望远镜筒的倾斜，使目镜中的亮十字线像重合在上十字准线（即亮十字光源关于中心十字准线的对称位置）上，如图 13－7（a）所示。此时对应的光路如图 13－8 所示，表明望远镜光轴与平面镜垂直。载物台转过 180°之后，如能看到亮十字线像，一般也并不与上十字准线重合（平面镜一般不与仪器转轴平行，所以旋转载物台后望远镜筒光轴不再与平面镜垂直），例如在图 13－7（b)所示的位置上。这时只要调节图 13－5 中 A 或 B 位置下方的调节螺丝，使亮十字线像上移至距上十字准线一半处，如图 13－7（c）所示，再调节望远镜的倾斜螺丝（调节螺丝 D)，使二者水平线重合，如图 13－7（d）所示。然后转动载物台，看平面镜的另一侧所反射的亮十字线像是否与上十字准线重合，如重合，则表明望远镜筒已垂直于仪器转轴。若不重合，则重复上述方法进行调节，直到平面镜的两个面都与望远镜光轴垂直。

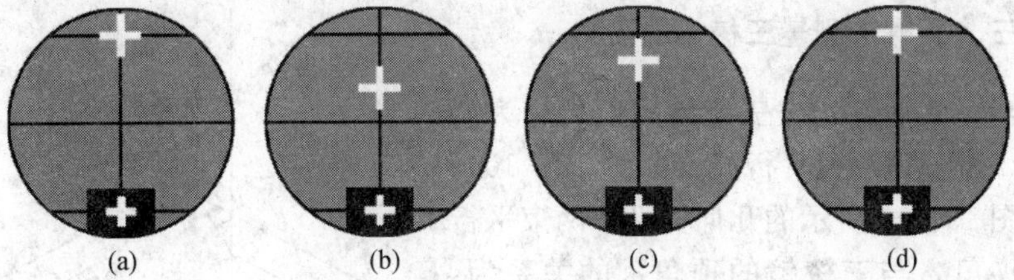

图 13-7 望远镜筒调节过程中通过目镜看到的情况

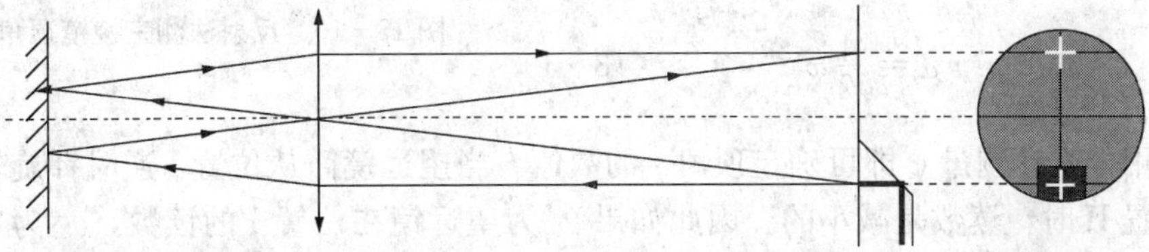

图 13-8 望远镜中光路示意图。左侧为平面反射镜，右侧为分划板示意图

提示 调节螺丝 D 可通过改变望远镜筒的倾斜而改变亮十字线像的整体高度，即如果调节它提高了一侧的亮十字线像，那么另一侧的亮十字线像也会自动提高。相反，调节螺丝 B 则改变的是亮十字线像的“相对距离”，即如果调节它使一侧的亮十字线像的上升了，那么另一侧的亮十字线像就会自动下降。

注 意

这一步调节的核心是螺丝 D（见图 13-1），载物台水平的调节只是作为辅助。调节完成之后，在以后的任何步骤中都不能再对调节螺丝 D 进行调节，切记！

4. 调节平行光管和狭缝装置，使从平行光管出射的光线是平行光，并垂直于仪器转轴。开启实验灯，照明平行光管的狭缝，转动已调好了的望远镜，使之正对着平行光管以观察狭缝的像。旋松控制螺丝 A 以调节狭缝装置与平行光管中物镜的距离，使从望远镜中观察狭缝的像既细锐又清晰，并与黑准线无视差，这时平行光管已发出平行光（为什么?）。转动狭缝装置使狭缝像竖直，之后旋紧控制螺丝 A，再调节平行光管倾斜螺丝（图 13-1 中的调节螺丝 A)，使狭缝像位于望远镜分划板中间，如图 13-9 所示。这样平行光管的光轴与望远镜光轴平行，也与分光计转轴垂直。此时分光计已基本调节完毕，后续调节依实验的光学器件而定。

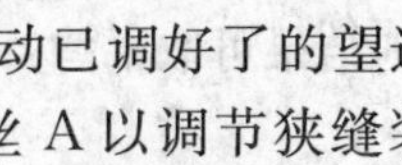

图 13-9

三、反射法测量三棱镜的顶角

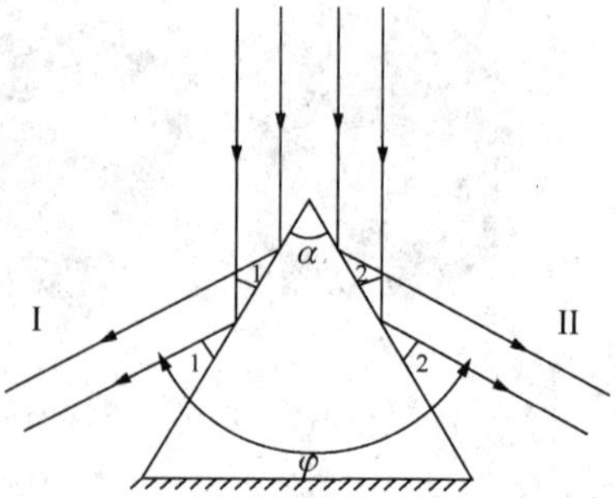

图 13－10　反射法测三棱镜顶角

当一束平行光被三棱镜的顶角分为两路时，可分为两束平行光（如图 13－10），根据图 13－10 所示的几何关系，两束平行光的夹角 φ 与三棱镜的顶角 α 的关系为：$\varphi=\angle 1+\angle 2+\alpha$，又根据反射定律 $\angle 1+\angle 2=\alpha$，所以：

$$\alpha=\frac{1}{2}\varphi \qquad (13-1)$$

利用分光计测量 φ 即可确定顶角 α 的数值。当望远镜筒从位置 I 逆时针旋转到位置 II 时，读数是减小的。因此如果 θ_1 为望远镜在位置 I 的读数，θ_2 为望远镜在位置 II 的读数，那么两束光的夹角 $\varphi=\theta_1-\theta_2$，但是如果测量过程跨越了 360°处的刻度线，那么容易证明结果应该调整为 $\varphi=360°+\theta_1-\theta_2$。

为了简便起见，这里就此类分光计的应用定义一种新的角度减法：

$$\theta_1 \overset{\frown}{-} \theta_2=\begin{cases}\theta_1-\theta_2 & \theta_1 \geqslant \theta_2 \text{ 时} \\ 360°+\theta_1-\theta_2 & \theta_1<\theta_2 \text{ 时}\end{cases} \qquad (13-2)$$

因此三棱镜的顶角可用下列公式进行计算：

$$\alpha=\frac{1}{2}\varphi=\frac{1}{2}(\theta_1 \overset{\frown}{-} \theta_2) \qquad (13-3)$$

若 θ_1、θ_2 分别为位置 I 和位置 II 的左游标读数，θ'_1、θ'_2 为相应的右游标读数，则结果可取平均：

$$\alpha=\frac{1}{2}\varphi=\frac{1}{4}\left[(\theta_1 \overset{\frown}{-} \theta_2)+(\theta'_1 \overset{\frown}{-} \theta'_2)\right] \qquad (13-4)$$

四、三棱镜位置的调节

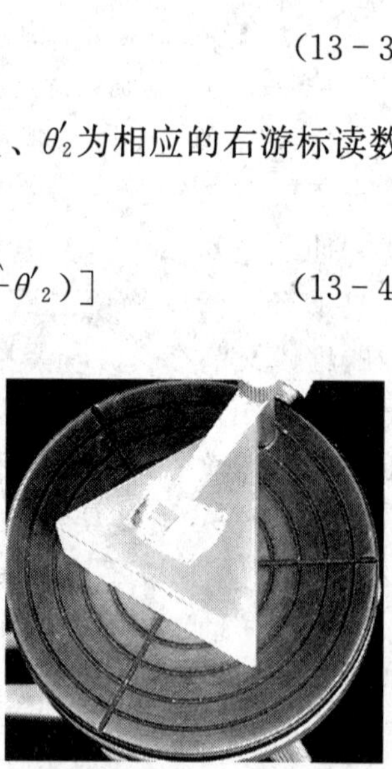
图 13－11

为测量三棱镜的顶角，应该使三棱镜的两个光学表面（构成该顶角的两个面）均与分光计的转轴平行，即与望远镜正对时与其光轴垂直（为什么?）。为了便于调节，三棱镜的三个面应大致分别与载物台上的三个刻槽垂直（这样放具体有什么好处?），如图13－11所示。先转动望远镜，使它对准某一光学表面，调节其下方的载物台倾斜螺丝（调节螺丝 B），使该面与望远镜光轴垂直，判断标准是其反射的十字线像与上十字准线的水平重合。然后再将望远镜转向另一光学表面，调节其下方的载物台倾斜螺丝，使该面与望远镜光轴垂直，之后还要转回到原来那个光学表面，继续调节，如此反复调节，逐次接近，直到两个光学表面均能与望远镜光轴垂直。

注 意

由于三棱镜光学镜面反射能力不及平面反射镜，在分划板上的十字线像亮度往往很弱，因此为了便于调节，在进行这一步的时候，应该把实验室的大灯关掉。

提示 虽然我们在分光计的调节中调节了载物台的倾斜，但那只是为了辅助望远镜光轴倾斜的调节。平面镜与其底座并不严格垂直，而且三棱镜的光学表面与其底面也不严格垂直。因此对于每个放置到载物台上的光学元件，要确保从它反射、折射或衍射出来的光线垂直于仪器转轴，都必须对载物台的倾斜进行新的调节。

思考题

1. 除了反射法测量三棱镜顶角，你是否还能想到别的方法利用分光计测量三棱镜顶角？

2. 若三棱镜的放置相对于望远镜偏低，对测量有无影响？

3. 在已调好望远镜光轴与分光计转轴垂直以后，拧动载物台的螺丝，会不会破坏这种垂直性？

光栅衍射的定量研究

▶实验原理

一、光栅衍射

典型的一维光栅由大量相互平行且等间距的透明狭缝组成，如图 13－12 所示。透明区宽度 a 与不透明区宽度 b 之和 d 称为光栅常数。当一束波长为 λ

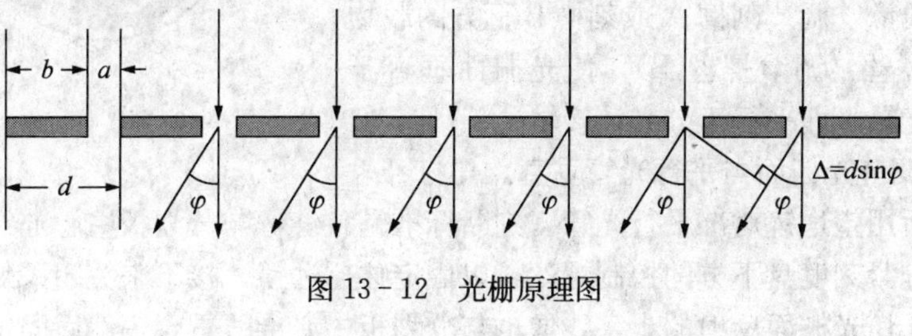

图 13－12 光栅原理图

的平行光垂直入射到一块光栅常数为 d 的光栅上时，通过各透明区（即透光缝）的透射光将在各个方向上发生衍射。在衍射角（入射光与衍射光的夹角）为 φ 的方向，各相邻缝产生的衍射光之间的光程差均为 $\Delta=d\sin\varphi$。若 φ 满足条件：

$$d\sin\varphi_k = k\lambda, k=0,\pm1,\pm2,\cdots\cdots \tag{13-5}$$

则这些衍射光都是同相位的。因此，如果用一个望远镜在 φ_k 方向上去观察这个光栅，则将在其中心处看到一个亮线，如图 13-13 所示。即若将望远镜绕着光栅慢慢旋转（即逐渐改变 φ 角），则可看到一系列亮线，它们以 $\varphi=0$ 的位置为中心两边对称分布。如果入射光中含有 n 个波长 λ_1、λ_2、λ_3、…，则对应每个 k 都有一排 n 个亮线，如果入射光是波长连续分布的白光，则对应每个 k 都有一段彩色的光带。这是入射光在光栅的色散作用下被分开的光谱，称为光栅光谱。(13-5) 式称为光栅方程，k 称为光栅光谱的级次。显然，由于每个光栅缝的衍射光强都随衍射角增大而减弱，故光栅光谱强度也必然随其级次的增加而降低。实际上一般只使用光栅的一级或二级光谱，高级次光谱极少使用。

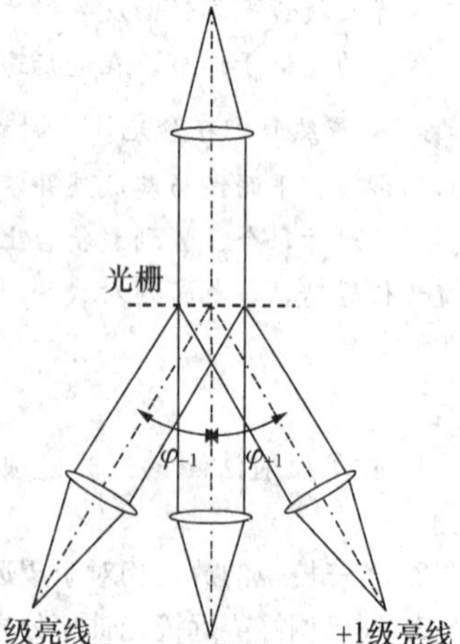

图 13-13　光栅的衍射光路图

二、光栅位置的调节

1. 将光栅顺着刻槽放置在望远镜和平行光管已调节完毕的分光计载物台上，如图 13-14 所示。然后用望远镜正对光栅，观察光栅反射的十字线像，调节刻槽 A 或刻槽 B 下方的载物台倾斜螺丝（调节螺丝 B），使光栅面垂直于望远镜光轴（即平行于分光计转轴）。

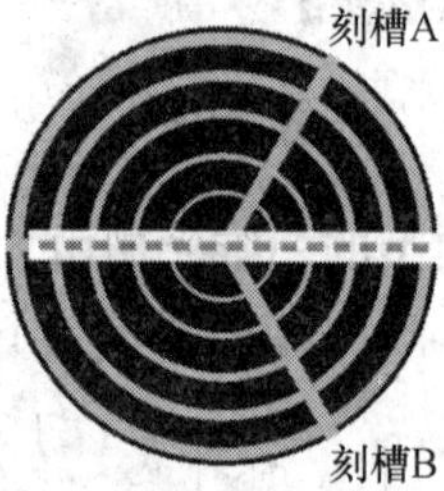

图 13-14

2. 调节光栅面与平行光管垂直。先打开汞灯，然后用望远镜对准平行光管（判断标准是狭缝像与分划板中心准线重合），对准后拧紧刻度盘下方的控制螺丝，以固定住望远镜，接下来关闭汞灯，转动载物台，使光栅面反射的十字线像也与分划板中心准线重合，然后固定载物台和游标盘（注意不要让游标被分光计的金属臂所遮挡，以免影响读数），之后再拧松用来固定望远镜的控制螺丝。

3. 调节光栅缝的取向，使之平行于分光计转轴。方法是先打开汞灯，把望远镜转到某一角度，以观察衍射亮线，如发现衍射亮线不在视野中央（竖直方向上），说明光栅缝与分光计转轴不平行，调节刻槽C下方的载物台倾斜螺丝使衍射亮线回归视野中央（如图13-9所显示的那样）。

注 意

1. 实验用的汞光灯为低压汞灯，能发出紫外线，虽不及高压汞灯那么强，但也不宜对它长时间注视。
2. 实验用的光栅是一种精密光学元件，易污易损，不能用手或其他物品接触其表面，取放时只能拿其支架，也不要对着它讲话，以免唾液污染。
3. 为了使光栅位置的调节容易一些，载物台的高度可能需要调节，使得整个光栅面能尽可能地充分利用上。
4. 整个实验中不能移动分光计，这样有可能改变调好的状态，难以得到理想的结果。

提示 在本实验中，只需要观察第一级衍射亮线即可，如果光栅常数较大，一般还能观察到第二级甚至第三级衍射亮线。

思 考 题

1. 光栅常数与单位长度上的光栅缝数目有何关系？

2. 如果光栅缝与分光计转轴不平行，是否会导致误差？为什么？

3. 在使用本实验分光计的前提下，换一块光栅常数更小的光栅，能否提高波长的分辨本领，为什么？

4. 要是给你一个种类不明的复色光源（单一元素的），要判断其种类，你能办到吗？需要哪些仪器用品及资料？具体作法如何？

▶实验内容

一、必做部分

1. 用反射法测量三棱镜的顶角，要求自行设计实验方案和数据记录表格，并在预习报告中写出实验步骤及记录实验数据的表格。

2. 利用光栅衍射分析汞灯中不同颜色光的波长。先利用绿光波长的理论值来测量光栅常数，然后确定其他颜色光的波长，要求自行设计实验方案和数据记录表格，并在预习报告中写出实验步骤及记录实验数据的表格。

二、选做部分

1. 寻找一种有别于本实验的方法测量三棱镜的顶角。要求自行设计实验方案，列出实验方法及具体的实验步骤。

2. 测量三棱镜的折射率。要求自行推导理论公式，并设计实验方案。

3. 分析在光栅衍射实验中不同角度下理论计算中需要保留的数值位数。并分析本实验对于波长的分辨能力。

附录 汞光源的谱线波长

表 13-1 汞光源的谱线波长

颜色	波长 λ/nm	视觉相对亮度
黄(1)	579.066	较亮
黄(2)	576.960	较亮
绿	546.074	亮
绿蓝	491.604	看不见
蓝紫	435.834	较亮
紫(1)	400.781	看不见
紫(2)	400.656	暗

参考文献 (FURTHER READING)

1. 吕斯骅、段家怟. 新编基础物理实验. 北京：高等教育出版社，2006.

2. 沈元华、陆申龙. 基础物理实验. 北京：高等教育出版社，2003.

（严华刚）

实验十四 波动光学综合实验

1801 年英国科学家杨（T. Young）通过双缝干涉实验证实了光的波动性。以光的波动性质为基础研究光的传播现象的光学称为波动光学，它涉及光的干涉、衍射和偏振等现象。波动光学的研究成果使人们对光的本性的认识得到了深化。在应用领域，以干涉原理为基础的干涉计量术为人们提供了精密测量和检验的手段，其精度提高到前所未有的程度；衍射理论指出了提高光学仪器分辨本领的途径；衍射光栅已成为分离光谱线以进行光谱分析的重要色散元件；各种偏振器件和仪器可对晶体和溶液进行检验和测量，等等。所有这些构成了应用光学的主要内容。在生命科学领域，荧光偏振技术已用于研究分子之间的相互作用，以及分子与所处环境的相互作用，这里的环境可以小至核酸和蛋白结构，大至整个细胞。20 世纪 50 年代开始，特别在激光器问世后，从光的波动性出发又发展出光学信息处理、全息术、纤维光学和非线性光学等新的分支，大大地扩展了波动光学的研究和应用范围。

本实验通过对光的干涉、衍射、偏振进行实验观测，以加深对光的波动理论的理解。

▶实验原理

一、光的干涉现象

从两个完全独立的普通光源发出的光波不能产生干涉现象。要产生光的干涉现象需要获得相干光源，通常是把由同一光源发出的光分成两个或两个以上的相干光束，使它们经过不同路径后再相遇以产生干涉。产生相干光的方式有两种：以杨氏双缝干涉实验为代表的分波阵面法和以牛顿环（详见实验七）为代表的分振幅法。但是双缝干涉现象不可避免地受到衍射的影响，1826 年法国科学家菲涅耳（A. Fresnel）进行的双棱镜实验彻底解决了这个问题。

双棱镜截面为一顶角极大的等腰三角形（两个锐角约 1°）。如图 14－1 所示，半导体激光器发出的单色光，经透镜 L_1 会聚于小孔 S 上，由 S 出射的光束照射到双棱镜上，经过折射后形成两束光，相当于是从两虚光源 S_1 和 S_2 发出的。由于这两束光满足相干条件，在两光束的交叠区（图 14－1 中阴影区域）内产生干涉，可在观察屏上看到明暗交替、等间距的干涉条纹。中心（光轴）处因两束光的光程差为零而形成中央亮纹，其余的各级明条纹则分别排列在零级的两侧。可以证明条纹间距为：

$$\Delta x = \frac{D}{d}\lambda \tag{14-1}$$

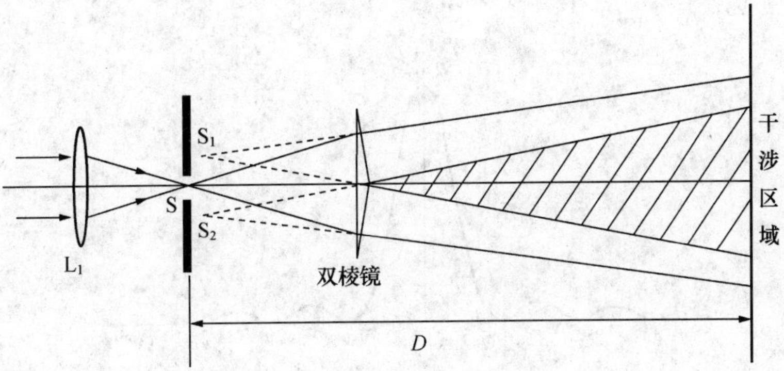

图 14－1 双棱镜干涉实验

其中 d 为两虚光源 S_1 和 S_2 的间距；D 为虚光源到观察屏的距离，由于 S_1 和 S_2 近似与 S 共面，D 即为 S 到观察屏的距离；λ 为入射光的波长。用可以在一维位移架上移动的光电探头代替观察屏，就可以直接测量到 Δx，D 可从实验导轨上读出，因此只要设法测出 d，即可利用上式计算出入射光的波长 λ。

在双棱镜和观察屏之间插入一焦距为 f_2 的凸透镜 L_2，当 $D>4f_2$ 时，移动 L_2 使虚光源 S_1 和 S_2 在屏幕上成放大的实像 S_1'、S_2'，间距为 d'。若从实验导轨上读出透镜 L_2 到虚光源的物距 D_1 以及到观察屏的像距 D_2，移动一维位移架上的光电探头（代替观察屏）测出 d'，则 d 可由下式计算：

$$d=\frac{D_1}{D_2}d' \tag{14-2}$$

请读者自己画出此时的光路图，并证明上式。

二、夫琅禾费衍射现象

1. 单缝及圆孔衍射

当光源和观察屏都距离狭缝或圆孔无限远或相当于无限远时，所产生的衍射为夫琅禾费衍射。由于实验中使用的激光束具有良好的方向性，发出的光束发散角很小，可视为平行光。将其照射在狭缝上，根据惠更斯-菲涅耳原理，狭缝上每一点都可看成是发射子波的新波源。由于子波相干叠加，当观察屏放置在距狭缝较远处时，就可以在屏幕上看到一组平行于狭缝的明暗相间的衍射条纹，中央条纹最亮最宽。理论计算表明单缝衍射的光强分布规律为

$$I=I_0\,\frac{\sin^2 u}{u^2} \tag{14-3}$$

其中 $u=\pi a\sin\varphi/\lambda$，$a$ 为单缝宽度，φ 为衍射角，λ 为入射光波长。如图 14-2 所示。

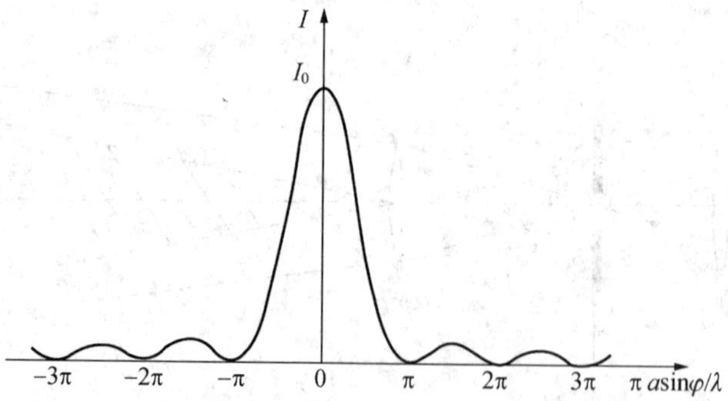

图 14-2　单缝衍射的光强分布

$\varphi=0$ 时，$u=0$，$I=I_0$，这就是中央明条纹中心的光强。

$$\sin\varphi=\frac{k\lambda}{a}, k=\pm 1, \pm 2, \pm 3, \cdots \tag{14-4}$$

时，$I=0$，即为暗条纹。相邻暗条纹之间是各级明条纹，其位置分别为

$$\sin\varphi=\pm 1.43\frac{\lambda}{a}, \pm 2.46\frac{\lambda}{a}, \pm 3.47\frac{\lambda}{a}, \cdots \tag{14-5}$$

它们的相对强度分别为 $I/I_0=0.047$，0.017，0.008，…。

将单缝改为圆孔，得到圆孔衍射图样，中间为一个圆形亮斑（称为爱里斑），外围是明暗交替的同心圆环。若圆孔直径为 d，入射光波长为 λ，则第一级暗纹对应的衍射角 φ 满足：

$$\sin\varphi=1.22\frac{\lambda}{d} \tag{14-6}$$

2. 光栅衍射

光栅是由大量平行、等宽、等间距的狭缝（刻痕）组成。一般透射式光栅是用金刚石刻刀在平行平面玻璃上刻上一些等距离的平行线而得到。刻痕处光线不能透过，未刻痕处光线能够透过，相当于透光狭缝。若以 a 表示光栅透光缝的宽度，b 表示不透光刻痕的宽度，则 $d=a+b$ 称为光栅常数。当一束平行光垂直照射到光栅平面上时，将发生衍射，在衍射角 φ 满足光栅方程

$$d\sin\varphi=k\lambda, k=0, \pm 1, \pm 2, \cdots \tag{14-7}$$

的方向上出现干涉极大值。式中 λ 为入射光波长。$k=0$ 为中央明条纹，$k=\pm 1$为第一级明条纹，位于中央明条纹的两侧，余类推。

上式只是产生明条纹的必要条件。若某衍射角 φ 满足（14-7）式，但该方向恰好又满足单缝衍射暗条纹的条件（$a\sin\varphi=k'\lambda$），则叠加的结果仍为暗条纹。这就是光栅衍射的缺级现象，其中的 k'为单缝衍射暗条纹的级次。由此可得到光栅衍射产生缺级现象的明条纹的级次 k 与单缝衍射暗条纹的级次 k'之间的关系为

$$k=\frac{d}{a}k' \tag{14-8}$$

三、光的偏振和旋光现象

光是电磁波，它的电矢量、磁矢量和传播方向三者互相垂直。光波中引起视觉和感光材料曝光的是电矢量，因此通常用电矢量代表光矢量。光矢量方向和光的传播方向构成的平面称为光振动面。

光矢量始终在某一平面内振动的光称为平面偏振光或线偏振光。光振动在某个特定的方向占优势的光称为部分偏振光。普通光源发出的光波，在垂直于传播方向的平面上，光矢量的方向是任意的，且各个方向的振幅相等，这种光称为自然光。当光矢量方向（和大小）随时间作周期性变化，且光矢量末端在垂直于传播方向的平面内的轨迹呈圆或椭圆形，这种光称为圆偏振光或椭圆偏振光。

将自然光变成偏振光的过程称为起偏，检验一束光线是否为偏振光的过程称为检偏。用于起偏和检偏的装置称为起偏器和检偏器，常用偏振片作为起偏器和检偏器，偏振片是用具有二向色性的物质制成的光学元件，它只允许平行某一特殊方向的光振动通过偏振片。将偏振片允许通过的光振动方向称为偏振片的偏振化方向。一束自然光通过偏振片时，透过的是振动方向与偏振片偏振化方向一致的偏振光。而一束偏振光通过偏振片时，如果其振动方向与偏振片偏振化方向一致，该偏振光可全部透过；如果其振动方向与偏振片偏振化方向垂直，则该偏振光不能透过偏振片。当偏振光的振动方向与偏振片偏振化方向之间的夹角为 φ 时，根据马吕斯定律，透射光强 I 为

$$I = I_0 \cos^2\varphi \tag{14-9}$$

其中 I_0 为入射偏振光的光强。因此使一束光线垂直通过偏振片，并以光的传播方向为轴转动偏振片，根据偏振片后光强的变化即可区分自然光和偏振光。此外利用光在一定条件下的反射或折射可以产生偏振光，某些晶体（如方解石）具有的双折射现象也可以制作起偏和检偏器件。

圆偏振光、椭圆偏振光的产生和检验需要使用 $\lambda/4$ 波片。$\lambda/4$ 波片是光轴与表面平行的单轴双折射晶体片，其厚度使得 o 光与 e 光通过晶片后，所产生的光程差为 $\lambda/4$（λ 为入射光波长）。当线偏振光垂直入射到 $\lambda/4$ 波片上时，o 光与 e 光的传播方向一致，但传播速度不同。通过晶片后振动方向互相垂直的 o 光与 e 光具有 $\pi/2$ 的相位差，合成后为椭圆偏振光或圆偏振光。反过来，在一定条件下，椭圆偏振光或圆偏振光通过 $\lambda/4$ 波片后可以变为线偏振光，由此可以检验椭圆偏振光或圆偏振光。

一束线偏振光沿晶体光轴方向通过晶体时，其振动面将发生偏转，这就是旋光现象。振动面偏转的角度 φ 与晶体厚度 d 成正比，即

$$\varphi = \alpha d \tag{14-10}$$

式中 α 称为旋光率，单位为°/mm。除晶体外，许多溶液也具有旋光现象（见实验八），且振动面偏转的角度 φ 与通过溶液的距离 l 及溶液浓度 C 成正比，即 $\varphi=\alpha Cl$。

▶实验内容

一、必做内容

1. 观察、记录实验现象。根据实验室提供的实验仪器及使用说明，自己设计、调整实验光路观察光的干涉、衍射、偏振和旋光等现象。包括：双棱镜、牛顿环、单缝、双缝、多缝、单孔、双孔、一维光栅、二维光栅、偏振片、$\lambda/4$ 波片、旋光晶体等，对实验结果进行分析讨论。重点观察双缝、多缝、双孔的缺级现象以及圆偏振光和椭圆偏振光的产生和检验。

2. 测量半导体激光器发出的红色激光波长，考虑采取那些方法可以减小测量误差。

3. 利用光电探头（或 CCD 单缝衍射仪）测量单缝夫琅禾费衍射的相对光强分布，并计算单缝缝宽。

4. 通过实验测量光栅常数，并估计测量误差的范围。

5. 实验验证马吕斯定律；计算旋光晶体的旋光率。

以上内容要求自行设计实验方案，在预习报告中写出实验步骤及记录实验数据的表格。

二、选做内容

1. 测量双缝衍射的相对光强分布，并确定缝宽以及缝间距。

2. 设计一个方案将自然光、部分偏振光、圆偏振光、椭圆偏振光和线偏振光区分开，并实验验证。

注 意

1. 光学实验需要在很暗的环境下进行观测、调节，这对视力提出了较高的要求，同时实验中将使用激光、氢灯等各种光源。因此，为做好光学实验，要注意保护好眼睛，严禁直接对着激光观察！同时注意不让激光照射到其他实验人员的眼睛上。以免灼伤视网膜，对视力造成影响；避免长时间注视可发出紫外线的灯管（如氢灯、高压汞灯等）；切忌过度用眼。感到眼睛疲劳时，应稍作休息后再继续实验。
2. 光学实验使用的光学仪器及光学元件通常比较精密、容易损坏。因此，光学仪器及光学元件必须轻拿轻放，特别要防止摔落，避免器件受到冲击或震动；切忌用手触摸元件的光学表面，在拿取光学元件时，手指应拿住元件的边框；不要对着光学元件说话、咳嗽、打喷嚏。光学表面如有灰尘和污痕，可用擦镜纸轻轻擦拭或用吹气球吹掉，不得用手指或衣服擦，更不能用嘴吹。
3. 光学实验中一般均要求光线垂直入射光学元件，而且当光路上有多个光学元件时，调整这些元件与入射光垂直，并且使各元件共轴（光源、物、屏的中心和透镜中心在一条直线上）往往是能否观察到清晰光学现象的关键。可以通过调节光学元件或光源的方向使光学元件的反射光基本与入射光在同一直线上使光学元件共轴。需要使用平行光时，可通过在光学实验导轨上移动观察屏，并根据屏上光斑大小是否变化判断光束是否为平行光。

4. 为满足夫琅禾费衍射条件，实验中应尽可能使屏幕远离单缝、光栅等光学器件。

5. 在使用一维位移架移动光电探头进行光强测量时，为避免螺旋空程返回引起的误差，应使光电探头始终向同一方向移动。

思考题

1. 双棱镜产生的干涉条纹中各条明条纹的光强是否相同？为什么？

2. 在正交的偏振片间插入 $\lambda/4$ 波片，旋转 $\lambda/4$ 片使其消光，再将 $\lambda/4$ 波片旋转 45°，这样从 $\lambda/4$ 波片透射出来的光是圆偏振光，为什么？

参考文献（FURTHER READING）

1. 吕斯骅、段家忯. 新编基础物理实验. 北京：高等教育出版社，2006.

2. 沈元华、陆申龙. 基础物理实验. 北京：高等教育出版社，2003.

（喀蔚波、王铭）

第四章　近代物理实验

本章通过信息光学、光谱测量、能谱测量以及核磁共振 4 个实验介绍相关的近代物理学知识及其实验技术。

实验十五　信息光学综合实验

“信息”是通信科学中采用的术语，例如一个受调制的电信号（电压或电流波）可看作携带着信息的随时间变化的序列。这个观点也适用于光学，例如一幅图像实际上是一种二维空间的光强或光场分布，它可以看作携带着信息的光强或光场随空间变化的序列，称为光学信息。光学信息可以是一维的、或二维、三维的空间性的信息。近年来发展起来了的“信息光学”是近代光学的分支，它包含全息技术、光学信息处理等部分。光学信息处理是在傅里叶变换基础上发展起来的，因此信息光学也称为傅里叶光学。将光学图像的频谱和频谱信息进行处理是信息光学的主要内容之一，它在近代科学技术中有着广泛的应用。通过本实验可以了解信息光学的基本实验基础，并对全息照相及空间频率、空间滤波等概念有一个初步的认识。

全息照相

▶基本原理

物体发射或反射、散射的光波包含了与物体性质相关的频率、振幅和相位等信息，人眼通过这些信息可以识别物体的颜色、明暗、形状和远近。普通照相是通过成像系统（如照相机）使物体成像在感光材料上，感光材料的感光程度只由物体表面发射或反射的光强分布决定，由于光强与振幅平方成正比，因此普通照相只记录了物体光波的振幅信息，无法记录物体光波的相位差别。即普通照相记录的是缺乏立体感的二维平面像。

1948 年伽伯（D. Gabor）为提高电子显微镜的分辨本领提出了全息照相

的基本原理，伽伯因此获得了 1971 年诺贝尔物理学奖。由于 1960 年激光的出现，使全息技术迅速发展成为科学技术的一个新领域，并凭借其在显示方面所展现出的优越性而逐步深入到社会的各个领域中。全息照相是利用光的干涉和衍射原理，将携带物体信息的光波以干涉图的形式记录下来，并且在一定的条件下使其再现，形成与原物体逼真的三维立体像。全息照相技术所记录的不是普通几何光学方法形成的物体像，而是物体光波本身，它记录了物体光波包括振幅和相位的全部信息，因此称为全息照相。下面以反射式全息照相为例介绍全息照相的记录和再现。

反射式全息照相也称为白光再现全息照相，它用激光（相干光）记录全息图，而用“白光”照明得到重现像。由于重现时眼睛接收的是白光在全息干板上的反射光，故称反射式全息照相。记录全息图时，如图 15-1（a）所示，全息干板上涂有感光材料的药膜面尽可能靠近被摄物体，使激光束从全息干板的玻璃面（药膜面的背面）照射在全息干板上作为参考光。透过干板的光束照射到被摄物体上，经物体漫反射回来的光作为物光，从全息干板的药膜面射到干板上。物光、参考光之间的夹角接近于 180°。物光和参考光这两束相干光在干板药膜层中发生干涉，产生的干涉图样被感光材料记录下来，再经过显影、定影等处理得到一张有干涉条纹的“全息照片”（即全息图）。干涉图样的形状反映了物光和参考光的相位关系，因此全息照相的记录过程利用了光的干涉现象。而全息照相的再现则利用了光的衍射原理。用一束与参考光方向相同的光束（通常称为再现光）照在全息图上，由于全息图上每一组干涉条纹相当于一个复杂的衍射光栅，按光栅衍射原理，再现光经全息图发生衍射，衍射光波重现了物体光波。它可以真实地反映物体各点在空间的相对位置和相对强度，所以通过全息图再现的是真正的物体像。再现光射到全息干板的玻璃面上，可以看到再现虚像；再现光射到全息干板的药膜面时，则可以看到再现实像，如图 15-1（b）、（c）所示。

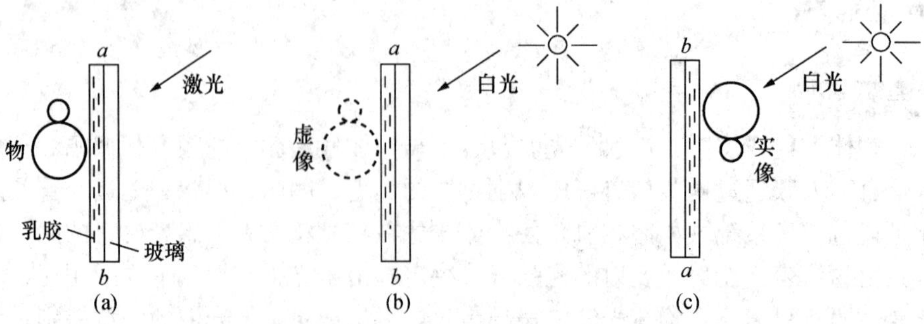

图 15-1　反射式全息图的记录和重现（a）全息记录；（b）、（c）全息重现

注 意

照好一张全息图必须具备以下几个基本条件：

1. 使用激光作为相干光源。由于激光具有很好的空间相干性和时间相干性，所以是全息照相的一个理想光源。本实验使用波长为 650 nm（红色）的半导体激光器，同时为保证符合相干条件，物光和参考光的光程差要尽量小。
2. 保证全息照相系统的稳定性。由于全息干板上所记录的干涉条纹很细（相当于波长量级），在照相过程中任何极小的干扰都会引起干涉条纹的模糊，甚至使干涉条纹完全无法记录。因此激光器、全息干板和被摄物体必须夹牢、固定，全息干板放到干板架上必须静置 2 分钟以上，停止抖动后方可开始曝光。曝光过程中，人不要接触实验台（电源盒不要与全息实验仪放在同一实验台上）、不要走动，不要高声说话，避免风吹等干扰，因为地面振动将引起实验台面的振动，而气流通过光路、声波干扰以及温度变化都会引起空气密度的变化，导致光程的不稳定。
3. 使用高分辨率的全息感光干板。普通照相用的感光胶片由于银化合物的颗粒较粗，每毫米只能记录 50～100 个条纹，不能用来记录全息照相中的细密条纹。本实验使用的红敏光致聚合物全息干版分辨率达到每毫米 4 000 线，由于全息干版只对红光敏感，因此全息图的拍摄及脱水显影的整个过程可在日光灯下进行。但必须注意避免全息干板暴露在红光下，平时全息干板应放置在避光的容器中，将全息干板取出放到干板架之前必须关闭实验室内所有半导体激光器。

▶实验内容

使用一体化半导体激光全息实验仪拍摄反射式全息图。

将被摄物体用橡皮泥固定在载物台上，被摄物体应选择立体感较强的物体，为使物光有足够的强度，物体表面最好有金属光泽。打开电源，调整激光头位置使激光束均匀照射到物体上。

设定曝光时间，按“常开/定时”键进入“定时”状态，激光器熄灭，定时指示灯亮。将全息干板药膜面（用手摸干板的边缘部分，感觉不光滑的一面是药膜面）向下放在干板架上，等待 2 分钟使系统平稳。按“启动”键，对干板曝光，达到设定时间后，激光器自动关闭，曝光完成。

将拍好的全息干板依次放入不同浓度的异丙醇溶液中脱水显影。静置浸泡时间为：蒸馏水内 5 s，40%溶液中 15 s，60%溶液中 60 s，80%溶液中 15 s，100%溶液中浸泡至出现淡淡的金黄色影像。出现彩色影像后立即取出全息干板，用吹风机对着药膜面热风吹干（5 分钟左右）。此时即可观察到白光再现的立体图像。

空间滤波和阿贝成像原理

▶实验原理

一、空间频率和空间频谱

空间频谱与空间滤波是信息光学的基础。介绍空间频率和空间频谱的概念之前，首先看一个作简谐振动的物体，其位移随时间周期性变化，单位时间内物体振动的次数称为时间频率，频率的倒数即物体位移相邻两次达到极大值所用时间称为时间周期。几个简谐振动可以合成一个比较复杂的周期性运动；反之，一个周期性运动可以分解为若干个不同时间频率的简谐振动（参见实验十九）。将一个周期性运动分解为各个简谐振动频率及相应振幅的方法称为傅里叶变换，所得的频率及相应振幅的集合称为该周期性运动的时间频谱。非周期性运动也可以进行傅里叶变换，但其频谱分布不是分立的，而是连续的。

对于一幅图像，一般各处的明暗、色彩是不同的，这是一种光的强度和颜色按空间的分布，与周期性运动按时间分布类似，可以用空间频率来表示这种空间分布的特征。如果一幅图像明暗分布均匀，空间频率为0，我们无法从图像中获得任何信息。而最简单的明暗分布为沿 y 方向是均匀的，而沿 x 方向光振幅（光强）按简谐（正弦或余弦）函数分布，图 15-2 所示。其分布具有空间周期性，相邻条纹之间的距离 d 称为空间周期，其倒数 $f=1/d$，即单位长度内的条数就是空间频率。空间频率是指光振幅分布随空间作周期性变化的频繁程度，与光振动本身的时间频率是完全不同的。空间频率值低表示光振幅在单位长度内变化的次数较少，则光振幅的变化较缓慢；而空间频率值高表示光振幅在单位长度内变化的次数较多，则光振幅的变化较频繁。对一平面图片，一般有两个空间频率 f_x 和 f_y。由于图 15-2 的条纹垂直于 x 轴，y 方向是均匀的（$f_y=0$），只用一个空间频率 $f_x=f$ 即可表示图像的特征。

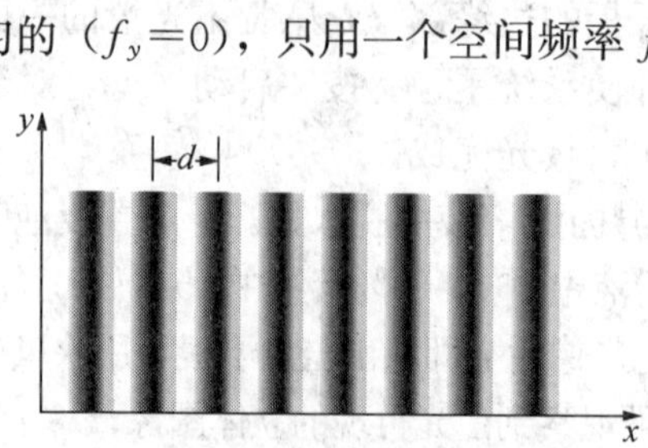

图 15-2　光振幅空间简谐分布

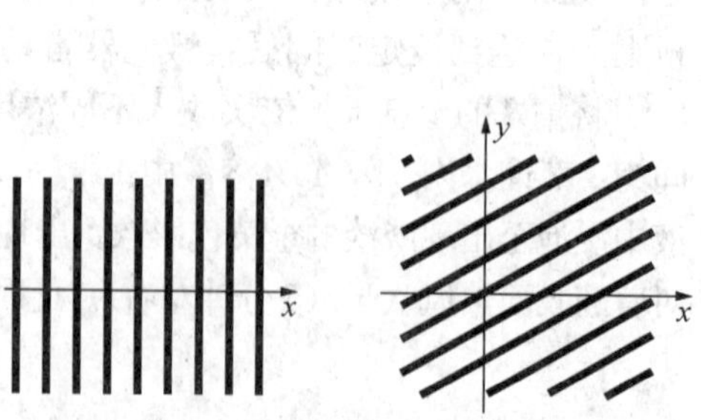

图 15-3　光振幅空间周期分布

类似于振动的傅里叶变换，图 15－3 所示具有周期性分布的图像可以看作是由许多不同空间频率的简谐光振幅分布（图 15－2 所示）叠加而成。也就是可以用傅里叶变换的方法求出组成一个周期性分布图像的所有简谐分布的空间频率及相应的光振幅，这些空间频率及其相应光振幅的集合称为空间频谱。周期性明暗分布图像的频谱取一系列分立值，而非周期性图像的频谱分布是连续的。频谱中相应于较大空间周期的成分为“低频”成分，相应于较小空间周期的成分是“高频”成分。这样任意一幅照片的明暗分布都可以通过傅里叶变换分解为一系列分立的或连续的空间频谱，每一个频谱成分揭示了光振幅分布变化的频繁程度和变化幅度。即任意一幅照片中的信息全部包含在它的空间频谱中。尽管隐含在空间频谱中的信息不如照片的明暗分布看起来直接，似乎使问题复杂化了，但是空间频谱分析是空间滤波的基础，它使光学信息处理成为可能，因此具有深刻的意义。因为根据空间频谱，将不同空间频率的分量进行叠加（即傅里叶逆变换过程）就可以合成原来照片的明暗分布。如果改变空间频谱，则照片的明暗分布亦随之改变。

二、阿贝成像原理和空间滤波

以上傅里叶变换可以通过夫琅禾费衍射实现。若单色平行光照射到一块透光部分与不透光部分宽度相等的黑白光栅上，衍射光在透镜的后焦面上得到光栅的夫琅禾费衍射图样，这个衍射图样就是黑白光栅通过傅里叶变换得到的空间频谱图。由于此光栅的明暗分布是随空间位置变化的方波函数，根据实验十九中的（19－3）式傅里叶空间频谱中只含有 0 级，±1 级，±3 级，±5 级，…，的频谱成分（衍射光谱中±2，±4，±6，…，缺级）。用一幅具有一定明暗分布的透明照片（可以看作许多光栅的叠加）代替黑白光栅，透过的光振幅具有一定的空间分布，在透镜后焦面（也称频谱面）上的夫琅禾费衍射图样就是其傅里叶空间频谱。中心焦点处是 0 级谱，焦点附近是低频谱，外周是高频谱。

1873 年阿贝（E. Abbe）提出了一个与传统的几何光学成像观念完全不同的二步成像理论。他认为相干成像过程分两步完成，如图 15－4 所示，第一步，物体在相干平行光垂直照射下，可以看作是一个复杂的光栅，其衍射光在透镜后焦面上形成衍射图样。第二步，把这个衍射图样的每一点看作子波源，它们发出的子波相干叠加，在像平面上形成物体的像。如果人为在频谱面上放一些不同结构的光阑选取（或滤除）物体傅里叶频谱中的某些成分，则必然使像平面上的图像发生相应的变化，这样的图像处理称为空间滤波，而起空间滤波作用的光阑等光学元件称为空间滤波器。本实验中使用的滤波器有小孔和狭缝两种，小孔可以使频谱面上中心部分的光通过，而将四周的光挡住。空间频谱中心部分的光点包含着物体的低频信息及物体的大致轮廓，而高频的精微细节信息由于衍射角比较大，频谱将偏离中心而无法通过小孔滤波器，因此，小孔为一低通滤波器，它使图像变得比较模糊。而狭缝一般作为方向滤波器，它可以使某一个方向的衍射光波通过，将其他方向的光挡住，即将某一方向的信息滤掉，而保留另一方向上的信息。根据阿贝成像原理，透镜分辨本领的限制来源于透镜的有限孔径，阻拦了空间频谱中的高频成分，使其不能参与成像，因而失去了原来物的细节信息，致使物的清晰度下降。

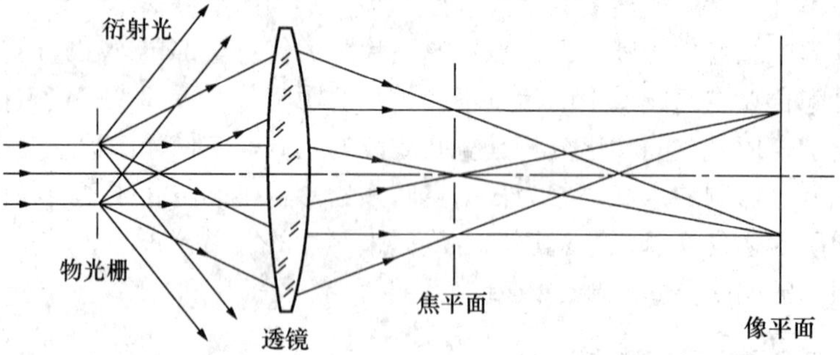

图 15-4　阿贝成像理论

空间滤波是光信息处理的重要内容之一，它可以改变图像的反差，使模糊图像清晰化，消除图像中的噪声；实现图像相加减，特征（如指纹）识别，对黑白图像进行假彩色编码等。广泛应用于生物学、细胞学、组织学、药物化学等研究工作的相衬显微镜就是利用空间滤波原理设计的。

三、θ 调制法空间假彩色编码

θ 调制技术是阿贝成像原理的一个巧妙应用，它将原始像变换成按一定角度的光栅调制像，将该调制像置于光路中，用白光照射并进行适当的空间滤波处理，实现假彩色编码，从而得到彩色的像。黑白图像是用明暗分布或灰度分布记录信息，人眼对灰度的分辨能力很低，一般仅能区分 10～20 个灰度级别，通常很难区分小于 5%的灰度差别，容易“漏检”灰度差别很小的信息，而人眼对颜色的差别却十分敏感，通常人眼可以分辨上千种色调和强度（颜色的深浅程度），因此黑白图像的假彩色编码广泛应用于临床诊断、卫星照片的分析研究等许多方面。

θ 调制是以不同取向的光栅调制物面图像上的不同部位，经空间滤波后，使像面上各相应部位呈现不同的颜色。例如将图 15-5 所示图像中的天空、天安门和地面三部分图案制成三个不同方向的光栅，称为 θ 调制片（光栅物片）。

如果将其放在一个透镜的前面并用一束单色平行光垂直的照射它，在透镜的后焦面（即频谱面）上每一个方向的光栅会形成一组衍射光斑，三个不同方向的光栅对应三组不同取向的衍射光斑。即在透镜的后焦平面（频谱面）上，各部分的频谱将分布在不同的方向上，如果我们挡住某一部分的频谱，在频谱面后的这部分图像将会消失。如果我们用白光照射 θ 片，则由于色散作用在频谱面上可得到彩色的频谱斑，每个彩色斑的颜色分布从外向里按赤、橙、黄、绿、青、蓝、紫的顺序排列，这是由于光栅的衍射角与光波波长有关，波长越长衍射角越大。如果我们在频谱面上，放置一个空间滤波器，让不同方位的频谱斑通过不同的颜色，则在像面上就可以得到彩色的像。例如，让天空方向光斑中的蓝色光通过；让天安门方向光斑中的红色光通过；让地面方向光斑中的绿色光通过，这样就会得到一幅蓝天、绿地、红色天安门的彩色图像，实现了空间假彩色编码。

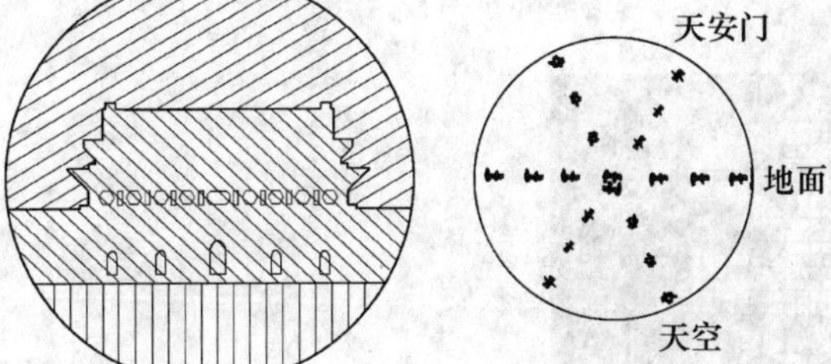

图 15-5　θ 调制片的物面及其频谱

提示　假彩色编码的方式除 θ 调制法外还有很多，例如用于临床诊断的各种医学影像技术为提高分辨能力普遍使用假彩色编码技术。彩色多普勒超声血流显像仪（彩超）是将超声多普勒技术测量到的血流信号（速度大小、方向及其分布）经彩色编码后实时地叠加在常规 B 超得到的二维黑白图像上，形成彩色多普勒超声血流图像。用红色或黄色色谱表示血流流向探头；而以蓝色或蓝绿色色谱表示血流流离探头。以颜色的深浅表示血流速度的大小。功能磁共振成像（fMRI）能够实时地对大脑皮层神经功能活动进行成像。一定的刺激（如视觉、听觉等刺激）将使大脑皮层相应各功能区的神经元活动增强而引起局部血流量增加，磁共振信号增强。比较刺激前后大脑的磁共振图像，通过假彩色编码技术用不同颜色表示磁共振信号有明显变化（即激活脑区）的范围和程度，就可以获得激活脑区的功能成像图，

▶实验内容

一、阿贝成像和空间滤波

实验光路如图 15-6 所示，打开半导体激光器，调节激光管的仰角及转

角，使光束平行于光学平台的水平面。放上扩束镜和准直镜，调节它们共轴并使准直镜后的激光束近似为一个平行光束。将正交光栅与一个透明的“光”字重叠在一起作为物，放上“光”字屏和傅里叶透镜，调节它们共轴。尽可能增加光源与毛玻璃屏幕之间的距离，并调节傅里叶透镜使屏幕上得到清晰的“光”字（像）。用放大镜仔细观察所成的像，应可观察到“光”字中的正交光栅的像，如图 15－7 所示。

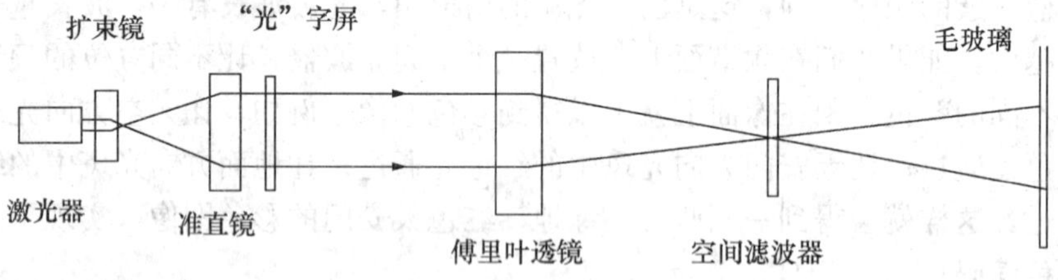

图 15－6　实验光路

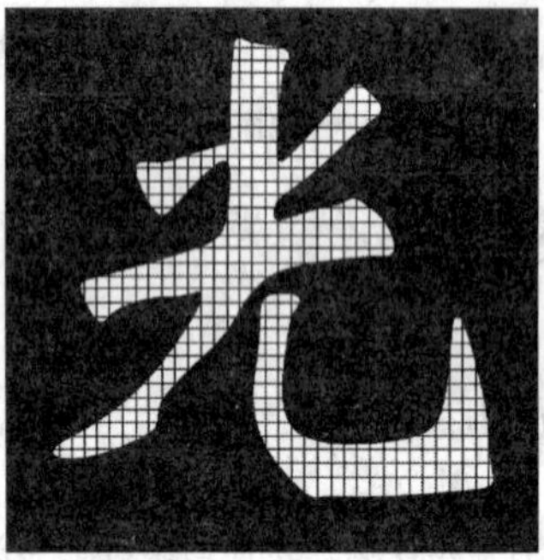

图 15－7　“光”字与正交光栅的像

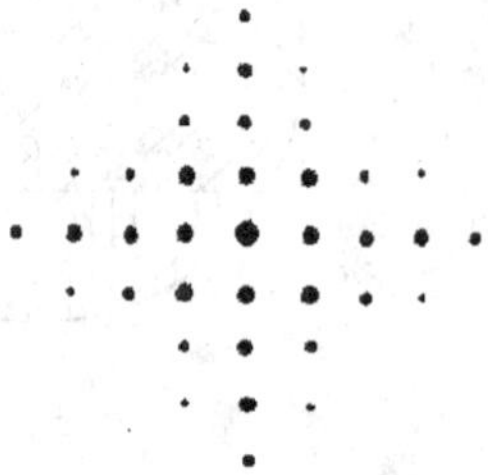

图 15－8　频谱面上的衍射斑点

将白屏代替滤波器，并前后移动，观察白屏上的图像及其变化情况。由于光栅为一周期性函数，其频谱是有规律排列的分立点阵，而字迹不是周期性函数，它的频谱是连续的，一般不容易看清楚。但因为光字笔画较粗，其空间低频成分较多，因此频谱面上“光”字信息集中在频谱中心处，而中心处没有光栅网格信息。当白屏移动到频谱面时，白屏上的像应是清晰的空间频谱点阵，如图 15－8 所示。用滤波器换下白屏，并仔细调整前后位置，尽量使滤波器表面所呈的光点阵小而清晰。

1. 必做部分

仔细调整滤波器，分别使中心光点通过大孔、$\phi1$ 孔和 $\phi0.4$ 孔，观察毛玻璃上所成像的情况和变化规律，并以阿贝成像理论和频谱理论解释实验结果；再分别将狭缝放置成水平、垂直和 45 度角状态，仔细调整狭缝位置，分别使中心水平光斑、中心垂直光斑和对角线光斑通过狭缝，观察毛玻璃上所成像的情况和变化规律，并予以解释。

2. 选做部分

分别让中心光点周围的光点通过 ϕ0.4 小孔，观察图像变化，并解释此现象。

二、θ 调制实验

将上述实验光路中的激光器、扩束镜、准直镜、“光”字屏和空间滤波器取下，放上白光光源和聚光透镜，调节聚光透镜位置使通过透镜的光束近似为平行光。将 θ 片放于聚光透镜和傅里叶透镜之间，紧靠聚光透镜，调节傅里叶透镜和毛玻璃屏幕的位置，使 θ 片清晰成像于屏幕。将频谱架放在傅里叶透镜和屏幕之间，并将一张白纸插入频谱架。移动频谱架至傅里叶透镜后焦面上，就可以看到三个方向上的彩色频谱光斑。使频谱尽量明亮清晰，固定频谱架。用刻刀在白纸上刻出适当大小的狭缝或孔，使不同方向上的频谱光斑可以通过不同颜色的光。即自己制作滤波器，观察毛玻璃上图像的变化情况，加深对空间频谱和阿贝成像原理的理解。

思考题

1. 如何判断光束是不是平行光。

2. 根据实验结果如何理解显微镜、望远镜的分辨本领？为提高光学仪器的分辨本领应增大放大倍数还是增大物镜孔径，为什么？

3. 实验内容一中的光源如果使用白光，频谱面上的衍射光斑会有什么变化？

4. 实验中通过低通滤波器（圆孔）滤去了图 15－7 中的网格而保留了“光“字，试设计一个可以滤去字迹而保留网格的高通滤波器。

参考文献 (FURTHER READING)

1. 吕斯骅、段家忯. 新编基础物理实验. 北京：高等教育出版社，2006.
2. 李志超、轩植华、霍剑青. 大学物理实验第三册. 北京：高等教育出版社，2001.
3. 陈熙谋编著. 光学·近代物理. 北京：北京大学出版社，2002.
4. 何宝鹏主编. 现代物理与高新技术. 广州：广东科技出版社，2000.

（喀蔚波、王铭）

实验十六　狭义相对论动能-动量关系的实验研究

根据经典的牛顿理论，物体的质量是不变的，运动物体的动能与动量的平方成正比。1905年爱因斯坦在相对性原理和光速不变原理两个基本假设的基础上提出了狭义相对论。狭义相对论认为物体的质量是随速度而改变的。因此，运动物体或粒子的动能不再与动量的平方成正比关系。1918年爱因斯坦在狭义相对论基础上进一步提出了广义相对论。现在，相对论的许多结论已被大量的实验所证实，并广泛应用于大至宇宙学小至基本粒子理论的研究中，都取得了辉煌的成功。由于相对论与经典理论的差别主要在物体作高速运动时才明显地反映出来，在我们的日常生活中很难体会到相对论效应。为此本实验通过测量高速电子——β粒子的动量及相应的动能，验证相对论的动能-动量关系，同时学习核物理中的基本实验方法和技术，了解计算机在实验数据实时采集中的应用。其中能谱测量技术还普遍应用于核医学诊断中，如γ相机、单光子发射断层成像（SPECT）及正电子发射断层成像（PET）中探测器的测量原理与本实验中所用闪烁探测器相同。

目前核医学在临床诊断、治疗及医学研究中起着重要的作用。医学院校的学生通过核物理实验的学习，不仅可以对核物理实验的基本仪器、实验方法、数据处理有一个比较直观、全面的认识；还可以了解核衰变过程以及射线与物质（生物组织）相互作用的规律，了解核防护的初步知识，为今后学习核医学成像、肿瘤的放射治疗等知识打下物理学基础。

▶实验原理

经典力学认为一个质量为 m、速度为 v 的物体所具有的动量为 $p=mv$，与速度成正比；而动能为 $E_k=mv^2/2$，与速度的平方成正比。则动能和动量的关系为

$$E_k = p^2/2m \tag{16-1}$$

然而，狭义相对论认为物体的质量与其速度有关，因此，虽然动量仍然是 $p=mv$ 的形式，但动量不再与速度成正比。静止质量为 m_0，速度为 v 的物体，狭义相对论动量为

$$p = mv = \frac{m_0 v}{\sqrt{1-\beta^2}} \tag{16-2}$$

式中 $m=m_0/\sqrt{1-\beta^2}$，$\beta=v/c$，c 为光速。相对论的能量定义为 $E=mc^2$，这就

是著名的质能关系。E 是运动物体的总能量，当物体静止时，$v=0$，物体的能量为 $E_0=m_0c^2$，称为静止能量。总能量与静止能量之差为物体的动能 E_k，即

$$E_k = mc^2 - m_0c^2 = \sqrt{p^2c^2 + m_0^2c^4} - m_0c^2 \qquad (16-3)$$

上式与经典力学的（16－1）式完全不同，图 16－1 显示出经典力学与相对论的动能-动量关系的差别。由此可知，动能越大，相对论与经典力学的差别就越明显。

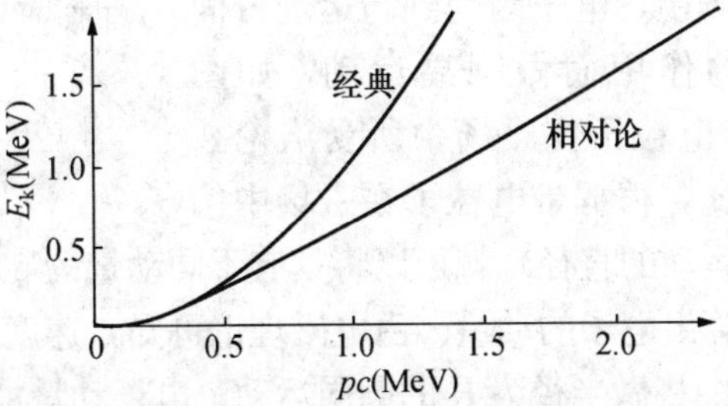

图 16－1　经典力学与狭义相对论的动能-动量关系

物体动能和动量的相互关系是符合（16－1）式还是（16－3）式关系到经典力学与相对论理论孰是孰非，也是检验相对论理论正确与否的重要判据之一。我们将通过实验验证狭义相对论的动能与动量关系的正确性。

提示　经典力学总结了低速物体的运动规律，它反映了牛顿的绝对时空观。即认为时间和空间是两个独立的概念，彼此之间没有联系，它们分别具有绝对性。绝对时空中的时间和空间的度量与惯性参考系的运动状态无关，同一物体在不同惯性参考系中观察到的运动学量（如坐标、速度）可通过伽利略变换而相互联系，在不同的惯性参考系中虽然其运动学量不同，但其动力学量（如加速度、质量）都是相同的。这就是力学相对性原理：一切力学规律在伽利略变换下是不变的。

19 世纪末至 20 世纪初，人们试图将伽利略变换和力学相对性原理推广到电磁学和光学时遇到了困难。实验证明对高速运动的物体伽利略变换是不正确的，实验还证明在所有惯性参考系中，光在真空中的传播速度均为同一常数。在此基础上，爱因斯坦于 1905 年提出了狭义相对论。狭义相对论基于以下两个假设：1. 所有物理定律在所有惯性参考系中均有完全相同的形式——爱因斯坦相对性原理；2. 在所有惯性参考系中光在真空中的速度恒定为 c，与光源和参考系的运动无关——光速不变原理。在狭义相对论中惯性参考系间的变换服从洛伦兹变换。狭义相对论将仅局限于力学的伽利略相对性原理推广到包括电磁学和光学的整个物理学。狭义相对论已为大量的实验所证实，并应用于近代物理学的各个领域。

狭义相对论的动能-动量关系不同于经典力学。要验证狭义相对论动能-动量关系的正确，需要同时测量同一物体的动量和动能，而且该物体的速度应尽可能的高。在本实验中用由 ^{90}Sr-^{90}Yβ 放射源（详见附录 1）发出的高速电子（β 射线）作为研究对象，由于 ^{90}Sr-^{90}Yβ 放射源发射出的 β 粒子具有连续的能量分布

(0～2.27 MeV)，相应的电子最大速度超过 0.97c，因此相对论效应非常明显。

为验证相对论的动能-动量关系，首先应将从放射源发出的高速电子按速度或动量分开，然后再分别测量具有不同速度电子的动量及其动能。动量可以利用β磁谱仪进行测量，将放射源射出的高速电子经准直后垂直射入一方向垂直于纸面向下的均匀磁场中，电子因受到与运动方向垂直的洛伦兹力的作用而做圆周运动，如图16-2所示。由于带电粒子在磁场中所受洛伦兹力与粒子速度成正比，根据带电粒子在磁场中偏转的距离（即粒子运动的直径）就可以将具有不同动量的β粒子按其动量值的大小分开，而且可计算出电子的动量。由电磁理论可知，速度为 v 的β粒子在磁感应强度为 B 的磁场中将做半径为 R 的圆周运动，电子动量由下式给出

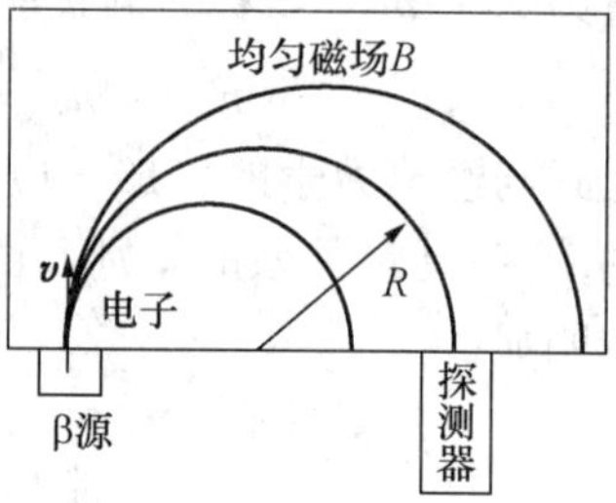

图 16-2 β磁谱仪示意图

$$p = mv = eBR \tag{16-4}$$

式中 e 为电子电量。探测器与放射源的距离 Δx 为 $2R$，则只有动量 p 为 (16-4) 式确定的β粒子才能进入探测器。左右移动探测器（即改变 R）就可以得到不同动量 p 的β粒子，所探测到的β粒子动量值可由 (16-4) 式算出。如 B 以 T 为单位，R 以 m 为单位，e 取 1，将 p 的单位换算为 MeV/c，c 为光速，(16-4) 式可改写为

$$pc = BRc \times 10^{-6} = \frac{Bc\Delta x}{2} \times 10^{-6}/\text{MeV} \tag{16-5}$$

β粒子的动能由 NaI(Tl) 闪烁探测器（详见附录 2）测量。NaI(Tl) 闪烁探测器又称 NaI(Tl) 谱仪，主要由掺 Tl 的 NaI 闪烁晶体、光电倍增管、线性放大器和多道分析器组成。NaI(Tl) 晶体将入射到晶体中的β粒子的动能转换成可见光脉冲；然后，光电倍增管将这些光脉冲转化成电脉冲；这些电脉冲信号经线性放大器放大后，得到幅度（电压）与入射粒子动能成正比的电脉冲。即一个入射粒子产生一个电脉冲，大量β粒子的入射便产生一系列电脉冲，每个电脉冲的幅度由相应粒子的动能决定。再由多道分析器将这一系列电脉冲进行幅度分析，它将输入的电压脉冲按高度分类（即按入射粒子能量分类），并送入不同的存储地址（道址）。道址与脉冲幅度成正比，即与入射粒子的动能成正比，当道址总数很大（本实验为 1 024），并有足够多粒子进入探测器时，

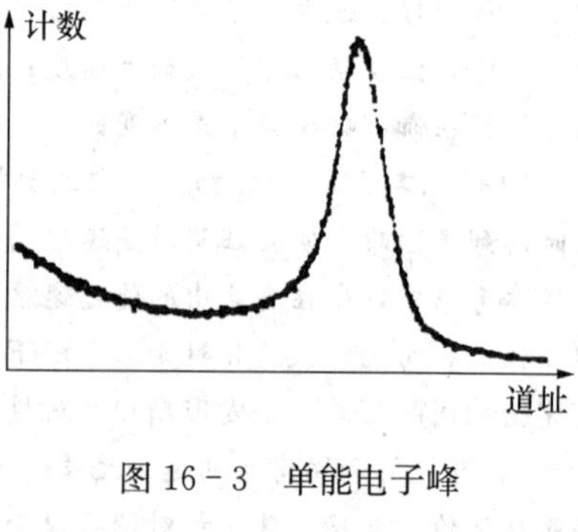

图 16-3 单能电子峰

就可以得到入射粒子数目随道址（与粒子动能成正比）的分布曲线，如图16－3所示。利用两个以上已知能量的粒子对道址进行定标，得到粒子能量与道址之间的线性关系，就可以由曲线峰值道址计算出入射电子的动能。

由于电子的静止质量 $E_0=m_0c^2=0.511\,\text{MeV}$，为便于计算可将（16－1）及（16－3）式改写为

$$E_k^C=\frac{1}{2}\frac{(pc)^2}{m_0c^2}=\frac{(pc)^2}{2\times 0.511} \tag{16-6}$$

$$E_k^R=\sqrt{(pc)^2+(0.511)^2}-0.511 \tag{16-7}$$

其中 E_k 与 pc 均以 MeV 作单位。

由于 ^{90}Sr-^{90}Y β 放射源发射出的β粒子具有连续的能量分布，因此将探测器放在不同位置就可测量到具有不同动量值的β粒子的相应动能值。从而得到一组不同的动量值及相应的动能值。这样就可以用实验的方法确定在测量范围内β粒子动能与动量的对应关系，进而验证狭义相对论给出的这一关系的理论公式（16－3）或（16－7）式的正确性。

▶实验仪器

实验装置如图16－4所示，均匀磁场中置一真空盒，用一机械真空泵使盒中气压降到1～0.1 Pa，目的是减少电子与空气分子的碰撞以提高进入探测器的电子数。真空盒面对β放射源和闪烁探头（探测器）的一面是用极薄的高强度塑料薄膜密封的，使β粒子穿过薄膜时所损失的能量可以忽略不计。

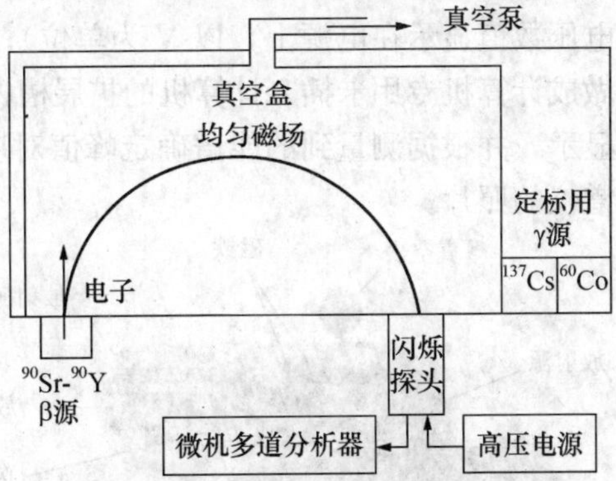

图16－4 实验装置示意图

^{90}Sr-^{90}Y β 放射源发出的高速电子经准直后垂直射入真空室，在均匀磁场作用下发生偏转，用 NaI(Tl) 闪烁探测器测量进入探头的电子动能。为保护 NaI 闪烁晶体和光电倍增管，在闪烁体前用200 μm厚的铝膜进行密封。γ射线

通过这层 Al 膜时能量衰减很小，可以忽略；但 β 射线穿过 Al 膜后将损失部分动能，其数值与粒子的入射动能有关。表 16－1 列出了 β 粒子穿过 200 μm 厚 Al 膜前后的入射动能 E_i 与出射动能 E_t 之间的对应关系。实验中可按表 16－1 用线性内插法（见实验三附录 2）从 β 粒子穿过 Al 膜后的动能 E_t（即闪烁探测器测得的动能）计算出 β 粒子的真正动能 E_i。

表 16－1　β 粒子入射动能 E_i 与出射动能 E_t 的关系（200 μm Al）

E_i/MeV	0.317	0.360	0.404	0.451	0.497	0.545	0.595	0.640	0.690
E_t/MeV	0.200	0.250	0.300	0.350	0.400	0.450	0.500	0.550	0.600
E_i/MeV	0.740	0.790	0.840	0.887	0.937	0.988	1.039	1.090	1.137
E_t/MeV	0.650	0.700	0.750	0.800	0.850	0.900	0.950	1.000	1.050
E_i/MeV	1.184	1.239	1.286	1.333	1.388	1.435	1.489	1.536	1.583
E_t/MeV	1.100	1.150	1.200	1.250	1.300	1.350	1.400	1.450	1.500
E_i/MeV	1.638	1.685	1.740	1.787	1.834	1.889	1.936	1.991	2.038
E_t/MeV	1.550	1.600	1.650	1.700	1.750	1.800	1.850	1.900	1.950

探测器可左右移动，以接收不同动量（动能）的 β 粒子。探测器在不同位置所接收到的 β 粒子的动量可根据探测器与放射源之间的距离 Δx 由（16－5）式计算。

在真空盒的右侧是定标用的 ^{137}Cs 及 ^{60}Co 放射源。移动探测器分别对准 ^{137}Cs 和 ^{60}Co 放射源，可以对多道分析器进行定标。光电倍增管的高压由高压电源提供，开关在高压电源背后，电源前面有两个多圈电位器，左侧用于调节光电倍增管高压（电压数值显示在电源上，以 V 为单位）；右侧用于调节放大倍数。多道分析器做成计算机专用卡插入计算机的扩展槽内，利用计算机对实验数据进行采集、显示，并根据测量到的能谱确定峰值对应的道址。图 16－5 为相对论效应实验谱仪的照片。

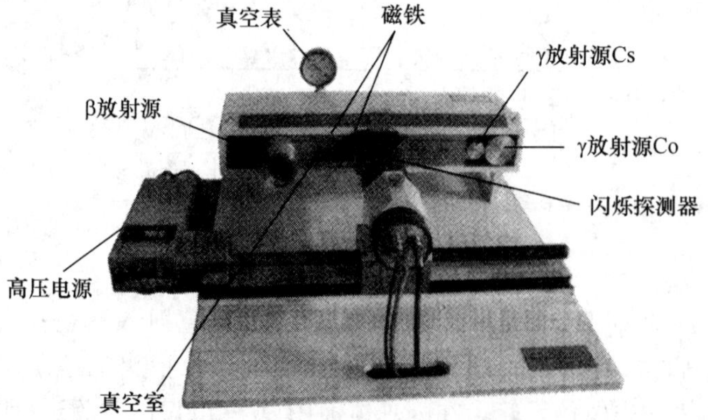

图 16－5　相对论效应实验谱仪

该实验装置除可验证相对论的动能-动量关系外，还可以作为核物理实验的平台，完成多个核物理实验。例如核衰变过程统计规律的研究、γ射线在物质中吸收系数的测量及射线防护的研究、单能β粒子与物质相互作用等系列实验。

▶实验内容

一、必做部分：验证相对论的动能-动量关系

1. 能量定标

实验中测量到的入射粒子能谱直接以道址为横坐标，脉冲数目（入射粒子数）为纵坐标显示在计算机屏幕上。这里的道址 n 与入射β粒子的动能 E 成正比，入射粒子的动能 E 与道址 n 之间的定量关系为

$$E = a + bn \tag{16-8}$$

若能确定上式中的系数 a 和 b，就可以根据测量到的单能电子峰值对应的道址计算出电子的动能。为此利用标准放射源 ^{137}Cs 和 ^{60}Co 对多道分析器进行能量定标。已知 ^{137}Csγ 能谱中反散射峰和光电峰的能量分别为 0.184 MeV 和 0.662 MeV（如图 16－6 所示）；而 ^{60}Coγ 能谱中两个光电峰的能量分别为 1.173 MeV和 1.333 MeV（如图 16－7 所示）。将闪烁探测器分别对准 ^{60}Co 及 ^{137}Cs 放射源测量其 γ 能谱，在光电倍增管的高压和放大倍数不变的条件下，从 ^{60}Co 和 ^{137}Cs 的 γ 能谱中分别测出与上述 4 个已知能量对应的道址（参见附录 3），利用最小二乘法即可求出（16－8）式中的 a、b 及相关系数 r。

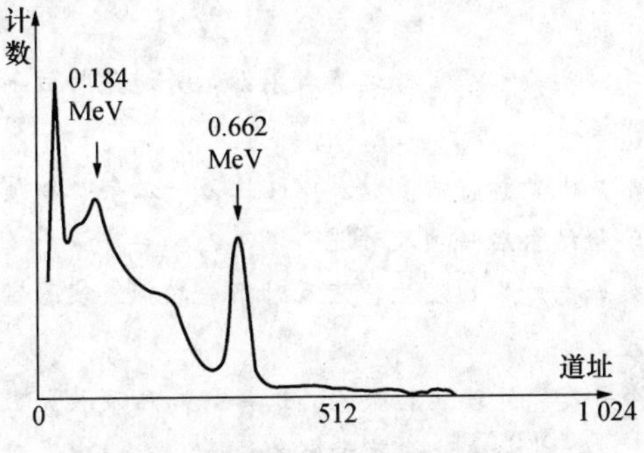

图 16－6　^{137}Csγ 能谱

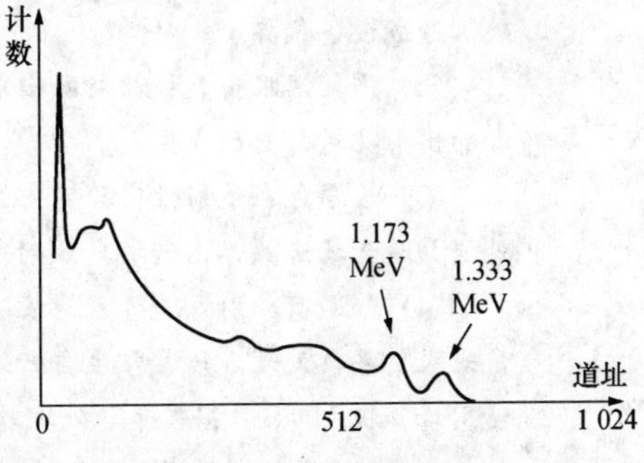

图 16－7　^{60}Coγ 能谱

改变光电倍增管的高压或放大倍数可以改变能量与道址之间的对应关系，即改变（16－8）式中的系数 a，b。如增大高压或放大倍数，能谱向右移动，对应的测量范围向低能方向移动；减小高压或放大倍数，能谱向左移动，对应

的测量范围向高能方向移动。实验中应调整光电倍增管的高压及放大数值，使测得的^{60}Coγ能谱中1.333 MeV的峰值道址在700道左右，这样既可以保证测量高能β粒子（1.9～2.0 MeV）时不超出量程范围，又充分利用多道分析器的有效探测范围。数据表可参考表16-2。

表16-2 NaI (Tl) 闪烁探测器能量定标

高压＿＿＿＿＿V

编号	1	2	3	4
E/MeV	0.184	0.662	1.173	1.333
n				
峰值计数				
$a=$		$b=$		$r=$

注 意

1. 实验中所用放射源均为封闭源（放射性核素放在密封容器中），并且两个γ放射源的强度均为微居里量级(2 μCi)，放射性活度很低（参见思考题1）。β放射源的强度虽为毫居里量级(1 mCi)，但高速电子在空气中衰减较快，对人体的影响较小。尽管如此，我们仍应采取严格的防护措施，以免对环境造成污染、对自身及他人造成辐射损伤。为此在实验中要求做到：

   (1) 测量开始前再打开放射源盖子，测量结束后及时关上放射源盖子。放射源必须轻拿轻放，以防止放射源跌落或强烈震动导致放射源内的密封薄膜破裂，从而引起放射性物质外泄。由于放射源铅制密封盖较沉，打开放射源盖子时应避免盖子跌落造成设备损坏。

   (2) 严禁用眼睛直视放射源出射孔。实验中尽可能远离放射源，并避免将放射源的出射孔对着自己或他人。

   (3) 应避免在放射性实验室中饮水、进食和存放食物。以防止万一放射性物质外泄并随食物进入体内造成内照射。实验结束后必须及时洗手。

   (4) 如遇有放射源跌落、封装破裂等意外事故发生，应及时报告教师或实验室值班人员妥善处理。严禁学生自行处理。

2. 使用计算机UMS数据采集与处理软件采集、处理实验数据。选择好高压及放大数值后，应稳定10～20分钟再开始测量。为减少统计涨落带来的误差，能谱中高度最低的峰值计数（如^{60}Co能量为1.333 MeV的粒子数）应达到500以上再停止数据采集。峰值道址通过计算机软件进行自动寻峰获得。

2. β粒子动能及动量测量

为保证获得动能范围在0.4～2.0 MeV的电子，探测器与β放射源的距离Δx可在10.0～22.5 cm之间等间隔选择6～8个点，逐点测量电子的动量和动能。首先打开机械真空泵抽真空，使真空表的读数达到 0.1 Pa 即可关上机械泵。然后打开 β 放射源的盖子，移动探测器至选定位置测量 β 能谱。同时记下 β 放射源的位置 x_0 及探测器位置 x，探测器与 β 放射源的距离 $\Delta x = x - x_0$。这时只有动量满足（16－5）式的电子才能被探测器接收，因此探测器接收的 β 粒子动量可由（16－5）式计算（磁场的磁感应强度由实验室给出）。

记下 β 能谱中单能电子峰值所对应的道址 n（峰值计数需达到 500 以上），利用定标后得到的道址与粒子能量的对应关系（16－8）式，求出闪烁探测器接收到的电子动能。计算时需通过内插法对 Al 膜引起的能量损失进行修正。

最后根据实验测得的高速电子动量（以 pc 表示，单位为 MeV）与相应动能（以 MeV 为单位）的实验数据验证狭义相对论的动量-动能关系。可将实测的电子动量分别代入（16－7）及（16－6）式计算与之对应的狭义相对论与经典力学的动能理论值，并与实测的电子动能值进行比较。数据表可参考表 16－3。

表 16－3　高速电子的动量和动能

磁感应强度 B=＿＿＿＿ T　放射源位置 x_0=＿＿＿＿ cm

探测器位置 x/cm	Δx/cm	道址 n	出射动能 E_t/MeV	入射动能 E_i/MeV	电子动量 pc/MeV	相对论理论值 E^R/MeV	经典理论值 E^C/MeV

二、选做部分

1. 在教师指导下测量 γ 射线在一组铅或铝吸收片中的吸收曲线，了解 γ 射线与物质相互作用的特性。

2. 在教师指导下测量铝箔对不同能量的单能电子的阻止本领，了解 β 粒子与物质相互作用的机制。

思考题

1. 在本实验中人体受到的辐射以体外照射为主。下面简单介绍 γ 射线的剂量学问题。单位时间的照射量称为照射率，记为 P_γ，单位常采用伦琴・小时$^{-1}$（R・h^{-1}）或微伦琴・

秒$^{-1}$（μR・s^{-1}）等。若点放射源的放射性活度为 A（单位为居里 Ci），与它距离 R 处的照射率为

$$p_\gamma = \frac{A\Gamma}{R^2} \tag{16-9}$$

式中 Γ 为常数。例如在实验中使用的^{60}Co 及^{137}Cs 放射源活度均为 2 μCi（1 μCi=3.7 ×10^4 次核衰变・秒$^{-1}$），^{60}Co 及^{137}Cs 的常数 Γ 分别为 1.32(R・m^2)・(h・Ci)$^{-1}$ 和 0.33(R・m^2)・(h・Ci)$^{-1}$。求实验者在距放射源 0.8 m 处一次实验 4 h 所接受的照射量（照射率与照射时间的乘积，又称剂量当量，单位为 R）分别是多少？若一年按 200 个工作日计算，相应的年剂量当量是多少？如果工作距离增加到 1.6 m，那么一次实验所接受的照射量为多少？相应的年剂量又是多少？

提示 国际辐射防护委员会（ICRP）在 1991 年 ICRP-60 报告中提出的年剂量当量限值为：职业人员 2.0 雷姆（rem），公众人员 0.1 rem。我国《放射卫生防护基本标准》(GB4792-84）中规定：职业放射性工作人员的年剂量当量为 5.0 rem，一般居民为每年0.5 rem，这相当于在海平面上人体每年受到的宇宙射线照射量。剂量当量（单位为 rem）与吸收剂量（单位为 R）在数值上是相等的。

2. 定标过程中如改变了光电倍增管的高压或放大倍数，是否必须重新计数？在定标过程中移动了探测器的位置，是否需要重新计数？为什么？

3. 定标后可否调节光电倍增管的高压或放大倍数？为什么？

4. 实验中对 β 粒子的入射动能进行了修正，但 γ 粒子也穿过了铝膜，为什么不对它作“能量修正”？

附录 1 β 衰变及 β 谱的连续性

β 衰变的本质是原子核内的一个中子转变为质子，原子核在发射一个 β 粒子（电子）的同时还发射出一个反中微子 $\bar{\nu}$（静止质量近似为 0 的中性粒子），β 衰变一般可以表示为

$${}^{A}_{Z}X \longrightarrow {}^{A}_{Z+1}Y + e + \bar{\nu} \tag{16-10}$$

其中 X 为母核，Y 为子核，A 和 Z 分别表示原子核的质量数和电荷数。衰变能 E_d 将在 β 粒子（电子 e）、反中微子 $\bar{\nu}$ 和子核 Y 三者之间进行分配。由于这三个粒子之间的发射角度是任意的，所以每个粒子所携带的能量并不固定。电子的质量远小于子核的质量，子核的反冲能量约为 0，因而衰变能 E_d 主要在电子和反中微子之间分配，当反中微子的能量约为 0 时，电子能量取最大值；当反中微子的能量接近 E_d 时，电子的能量约为 0。因此，电子可取从 0 到 E_d 之间的任何能量值，形成一个连续谱。

本实验所用^{90}Sr-^{90}Yβ 放射源的衰变过程为

$${}^{90}_{38}Sr \xrightarrow[28.6a]{\beta^-} {}^{90}_{39}Y \xrightarrow[64.1h]{\beta^-} {}^{90}_{40}Zr \tag{16-11}$$

${}^{90}_{38}$Sr 的半衰期为 28.6 年，它发射的 β 粒子最大能量为 0.546 MeV。${}^{90}_{38}$Sr 衰

变后成为$^{90}_{39}Y$，$^{90}_{39}Y$的半衰期为 64.1 小时，它发射的 β 粒子最大能量为 2.27 MeV。因而就在 0～2.27 MeV 的范围内形成一连续的 β 能谱，如图 16－8所示，其强度随动能的增加而减弱。

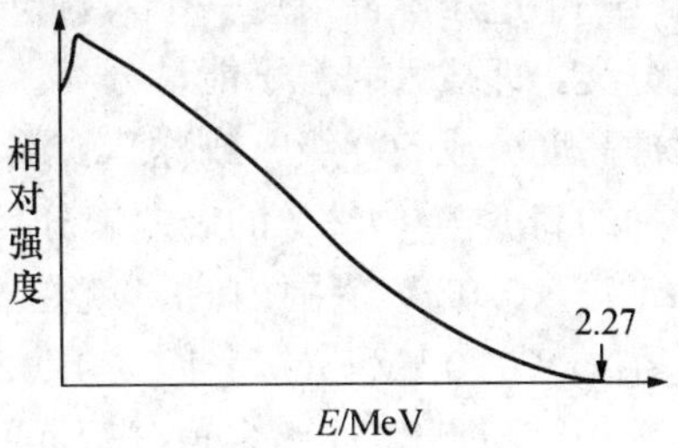

图 16－8　^{90}Sr-^{90}Y 的 β 能谱

附录 2　NaI(Tl)闪烁探测器

NaI(Tl)闪烁探测器由掺 Tl 的 NaI 闪烁晶体、光电倍增管、线性放大器和多道分析器组成，它是利用闪烁晶体在射线的作用下会发光的特性来探测射线能量的仪器。除用于工业及核物理实验外，还广泛应用于核医学成像，如 γ 相机、单光子发射断层成像（SPECT）及正电子发射断层成像（PET）中的核探测器最常用的就是 NaI(Tl)闪烁探测器。

当 β 射线进入闪烁体时，电子通过与闪烁体的相互作用不断损失能量，这部分能量激发闪烁体并使之发射出光子（可见光到紫外光），闪烁体的发光强度与射线在闪烁体内损失的能量成正比。带电粒子（如 α、β 粒子）通过闪烁体时，将引起大量的分子或原子的激发和电离，这些受激的分子或原子由激发态回到基态时发出光子；不带电的 γ 射线先在闪烁体内通过光电效应、康普顿效应及电子对效应产生光电子、康普顿电子及正、负电子对（当 $E_\gamma > 1.022$ MeV 时），然后这些电子使闪烁体内的分子或原子激发和电离而发光。闪烁体发出的光子被闪烁体外的光反射层反射，会聚到光电倍增管的光阴极上，打出能量远低于入射粒子的光电子。光阴极上打出的光电子在光电倍增管中倍增出大量电子，最后为阴极所接收并经线性放大器放大后形成电压脉冲。每产生一个电压脉冲就表示有一个粒子进入探测器。由于电压脉冲幅度的大小与粒子在闪烁体内消耗掉的能量及产生的光强成正比，所以根据脉冲幅度可以确定入射粒子能量。电压脉冲的幅度除与入射粒子能量有关外，还取决于光电倍增管的高压和线性放大器的放大倍数，对相同能量的入射粒子，加大光电倍增管的高压或线性放大器的放大倍数可使电压脉冲的幅度增加；反之将减小电压脉冲的幅度。

利用多道分析器可以将探测器输出的一连串脉冲按其幅度（即入射粒子的能量）大小分开，得到入射粒子数目（电压脉冲个数）按能量（电压脉冲幅度）的分布图，称为入射粒子的能谱图。多道分析器采用脉冲幅度分析（PHA）的工作模式，其工作原理如下：闪烁晶体及光电倍增管将入射粒子的能量转换成电压脉冲信号，而信号的幅度 U 与入射粒子的能量 E 成正比。因此只要测出对应不同幅度的脉冲数目，也就得到了具有不同能量的入射粒子数目（一个电压脉冲对应一个入射粒子）。多道分析器是把输入的电压脉冲按高度分类，即按入射粒子能量分类。若电压脉冲的范围是 0～10 V，假如把它按脉冲高度分成 500 级，或称 500 道，则每道的宽度（道宽）为 0.02 V。即输入脉冲的高度按 0.02 V 的级差来分类。如果一个输入脉冲的幅度在 $n\times0.02$ V～$(n+1)\times0.02$ V 范围内时，就在第 n 道中增加一个计数；另一个脉冲的幅度在 $m\times0.02$ V～$(m+1)\times0.02$ V 范围内时，就在第 m 道中增加一个计数；……以此类推。多道分析器的级数分得越多（总道数越多），道宽 ΔU 就越小，在第 n 道中的计数就可以看做是幅度为 $n\times\Delta U$ 的脉冲数目。这样通过多道分析器，一次测量即可得到整个能谱曲线。图 16－9 是脉冲幅度分析的示意图（只将脉冲幅度分成 10 级）。由于放射性或原子衰变是一个随机过程，从探测器输入到多道分析器的信号是时间上无规则、各种可能高度的脉冲系列，如图 16－9（a）所示。多道分析器将来自探测器的脉冲系列按幅度（与入射粒子能量成正比）统计出各能量范围内的粒子数，如图 16－9（b）所示。

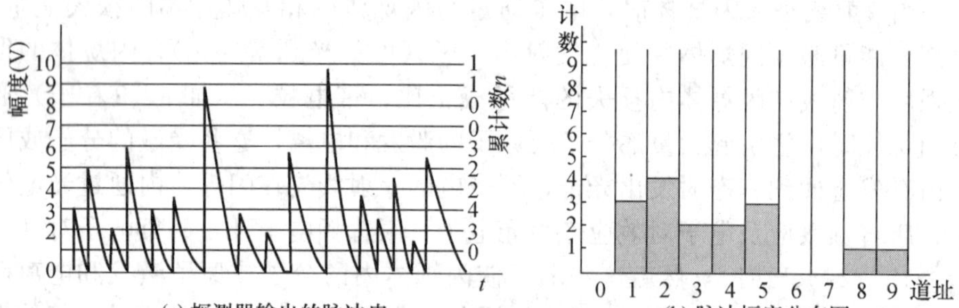

(a) 探测器输出的脉冲串　　(b) 脉冲幅度分布图

图 16－9　脉冲幅度分析示意图

附录 3　UMS 数据采集与处理软件(DOS 版)使用说明

打开计算机电源在 DOS 界面下键入：

C：〉 cd ums [↵]；C：\UMS〉 ums [↵]

进入 UMS（Universal Multichannel Spectromenter）数据采集与处理软件，其中[↵] 表示计算机上的 [Enter] 键。一旦程序调入，屏幕上将出现一坐标，横坐标为道址，纵坐标为粒子计数。坐标右侧显示当前工作状态，坐标下方为菜单窗口，显示系统自定义功能键。此时的状态称为显示状态，如图 16－10（a）所示。根据菜单窗口提示可进入数据采集（按 [F1] 键）、自动寻峰（按 [F4] 键）、谱线平滑（按 [F3] 键）、数据输入/输出（按 [F2] 键）等状态，完成相应的功能。各种功能须在显示状态下互相转换。

测量β或γ能谱需要在数据采集状态进行，在显示状态下，按［F1］键进入数据采集状态，如图 16－10（b）所示。此时屏幕坐标下方的菜单窗口给出了数据采集状态下系统自定义的功能键，按［F1］键（启动）将开始数据采集；按［Esc］键结束测量，返回到显示状态。

得到能谱后可以在自动寻峰状态下由计算机自动确定峰值所对应的道址，在显示状态下，按［F4］键进入自动寻峰状态，如图 16－10（c）所示。寻峰时需先用计算机键盘上的［←］、［→］和［↑］、［↓］四个方向键分别移动左、右光标，将所寻之峰置于左右光标之间（峰应尽可能在此范围内对称分布）。再按［F2］键寻峰，系统从左光标起至右光标自动寻找谱线的最大峰值，在能谱下方显示峰道址、峰值计数等数据，并在谱线上用一个短光标指示峰值位置，按任意键返回。若有两个以上的峰，可重复上述步骤。按［Esc］键返回到显示状态。自动寻峰之前，可对谱线做平滑处理。在显示状态下，按［F3］键可对左右光标之间的谱线进行平滑。在右侧窗口中显示谱线是否做过平滑处理。

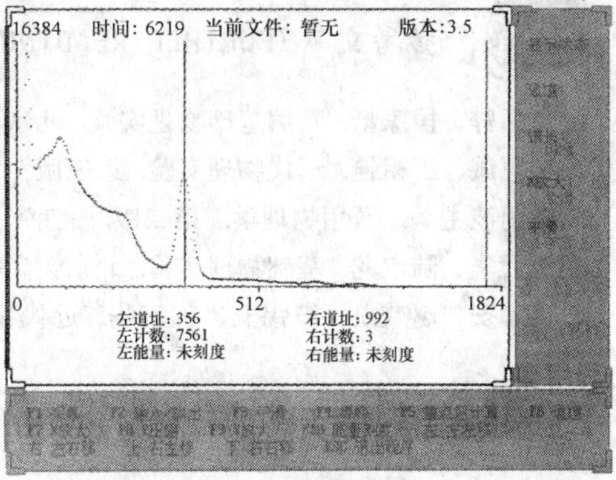

(a) 显示状态

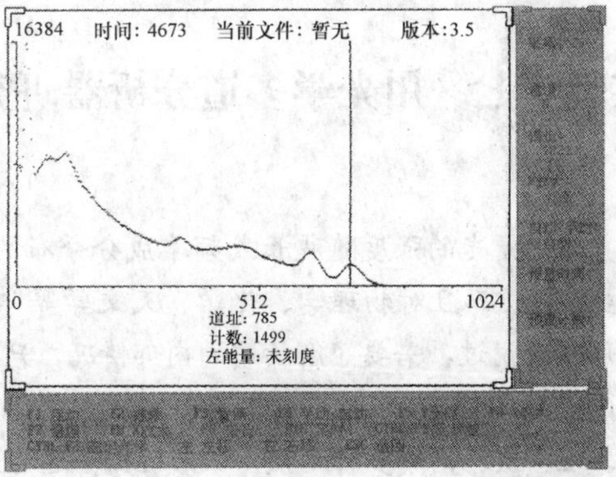

(b) 采集状态

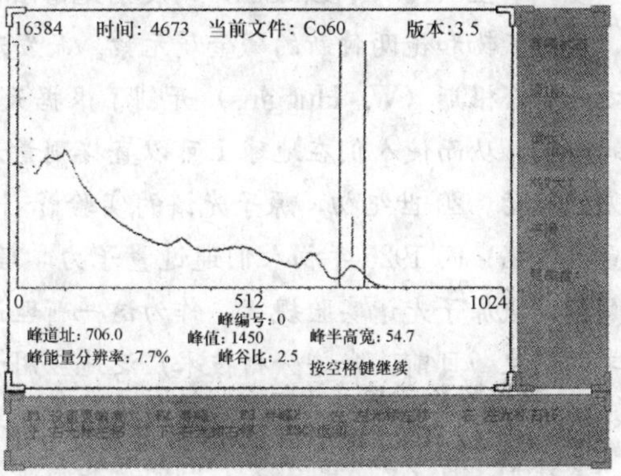

(c) 寻峰状态

图 16－10 UMS 数据采集与处理软件界面

参考文献(FURTHER READING)

1. 吕斯骅、段家忯. 新编基础物理实验. 北京：高等教育出版社，2006.
2. 吴思诚、王祖铨. 近代物理实验. 第三版. 北京：高等教育出版社，2005.
3. 喀蔚波主编. 医用物理学. 第二版. 北京：高等教育出版社，2008.
4. 沈元华、陆申龙. 基础物理实验. 北京：高等教育出版社，2003
5. 周孝安、赵咸凯、潭锡安、郭玉华. 近代物理实验教程. 武汉：武汉大学出版社，1999
6. 同济大学物理系近代物理实验室. RES-99 型相对论效应实验谱仪实验讲义. 1999

（喀蔚波）

实验十七　用光学多道分析器研究氢原子光谱

光谱是光的强度随波长或频率成分分布的关系图，它是研究物质微观结构的重要手段。而且对物理学、化学、天文学等学科的发展起了重要作用。牛顿早在1704 年就说过：若要了解物质的内部情况，只要看其光谱就可以了。19 世纪中叶，基尔霍夫（G. R. Kirchhoff）通过对太阳光谱的研究，证明了太阳上存在氢、钠、镁、硅、铁、钙等多种元素，从而迈出了通过光谱分析研究天体化学组成的开创性的一步。本生（R. W. Bunsen）用发射光谱法，首次从含有锂、钠和钾的天然物质中，发现了铷和铯两种新的碱金属元素。而发现新元素是光谱分析法重要的历史功绩之一。哈根斯（W. Huggins）开创了根据天体谱线的多普勒位移测量其视向速度的方法，从而使人们在地球上可以直接测量天体（包括恒星）在视线方向上不能看见的运动。20 世纪初，原子光谱的实验资料成为研究原子结构、建立原子理论的重要依据；而 1926 年初人们通过量子力学理论计算出氢原子的正确能级，成功地解释了氢原子光谱实验规律，作为这一新理论正确性的第一个证明，宣告了量子力学的诞生。目前，光谱分析技术广泛地应用于化学分析、医药、生物、地质、冶金、考古等部门。常用的光谱有吸收光谱、发射光谱和散射光谱，涉及的波段从 X 光、紫外光、可见光、红外光，到微波和射频波段。在医药领域中，许多复杂的分子如青霉素、维生素 C、B_1 的结构式就是根据它们的紫外光谱分析方法找到的；在临床检验和法医鉴定中用吸收光谱来鉴定血液的存在是一种极为灵敏的方法；又如检查铅中毒，可用受试者的血液或尿液作吸收体，利用吸收光谱来确定是否有铅。

本实验通过测定氢原子发射光谱线的波长和里德伯常量，了解氢原子能级与光谱的关系，了解光谱分析的基本方法及光学多道分析器的原理和使用。学习使用计算机采集、处理数据的现代化实验手段。

▶实验原理

本实验通过光学多道分析器测量氢原子的发射光谱，利用已知波长的氦原子光谱对系统进行波长定标，获得氢原子在可见光范围内的各谱线波长，并由此确定氢原子的能级结构。

一、氢原子光谱

原子的不同能量状态称为能级。原子在不同能级之间的跃迁产生了原子的发射或吸收光谱。若原子从较高能级跃迁到较低能级时，原子向外发射光子(光子能量为两能级之间的能量差)，测量原子发出的各种能量光子的波长及强度即得到原子的发射光谱；若用白色光（包含各种波长成分的光）照射原子，当某波长的入射光子能量恰好等于原子两能级之间的能量差时，原子将吸收该光子的能量，从较低能级跃迁到较高能级，在原子后面看到的是某些波长成分被原子吸收的吸收光谱。因此，原子的发射光谱是在暗背景上的一些分立的亮线（对应发射光子的波长），而吸收光谱是在明亮背景下的一些分立的暗线(对应原子吸收的光子波长)。根据量子理论，氢原子的能级公式为

$$E(n) = -\frac{\mu e^4}{8\varepsilon_0^2 h^2}\frac{1}{n^2} \qquad n = 1,2,3,\cdots\cdots \tag{17-1}$$

式中 $\mu=\dfrac{m_e}{1+m_e/M}$称为约化质量，m_e 为电子质量，M 为原子核质量，对于氢原子 M/m_e 等于 1 836.15。

原子从高能级（n_2）跃迁到低能级（n_1）时，发射的光子能量 $h\nu$ 为两能级间的能量差，即

$$h\nu = E(n_2) - E(n_1) \quad (n_2 > n_1) \tag{17-2}$$

如以波数 $1/\lambda$ 表示，则上式为

$$\frac{1}{\lambda} = \frac{\nu}{c} = \frac{E(n_2)-E(n_1)}{hc} = T(n_1) - T(n_2) = R_H\left(\frac{1}{n_1^2} - \frac{1}{n_2^2}\right) \tag{17-3}$$

式中 $T(n)$称为光谱项，它与能级 $E(n)$相对应；R_H 称为氢原子的里德伯常量，单位是 m^{-1}。氢原子各能级的能量可用 R_H 表示为

$$E(n) = -R_H hc\frac{1}{n^2} \tag{17-4}$$

式中：h 为普朗克常量，$h=6.626\,068\,96\times10^{-34}\,J\cdot s=4.135\,667\,33\times10^{-15}\,eV\cdot s$；$c$ 为真空中的光速，$c=2.997\,924\,58\times10^{8}\,m\cdot s^{-1}$。

从 $n_2 \geqslant 3$ 至 $n_1=2$ 的跃迁，发出的光子波长位于可见光波段，构成一个谱线系。每一个 n_2 值对应一条谱线，其光谱符合规律

$$\frac{1}{\lambda}=R_{\mathrm{H}}\left(\frac{1}{2^2}-\frac{1}{n_2^2}\right) \quad n_2=3,4,5,\cdots\cdots \tag{17-5}$$

这就是 1885 年巴耳末（J. J. Balmer）发现并总结的经验规律，这组谱线称为巴耳末系。n_2 为 3、4、5、6 所对应的四条谱线常称为 H_α 线、H_β 线、H_γ 线、H_δ 线。实验测得这几条谱线的波长，即可根据（17-5）式求出里德伯常量。将求出的里德伯常量代入（17-4）式，可计算氢原子各能级的能量。

从 $n_2 \geqslant 2$ 至 $n_1=1$ 的跃迁构成的谱线系处于紫外区，称为赖曼系；从 $n_2 \geqslant 4$ 至 $n_1=3$ 的跃迁（帕邢系），从 $n_2 \geqslant 5$ 至 $n_1=4$ 的跃迁（布喇开系），从 $n_2 \geqslant 6$ 至 $n_1=5$ 的跃迁（普丰特系）均位于红外区。

二、光学多道分析器

光学多道分析器（Optical Multichannel Analyzer）利用现代电子技术接收、处理某一波长范围（$\lambda_1 \sim \lambda_2$）内的光谱信息，它由光栅光谱仪、CCD 接收单元、光学多通道检测系统、信号处理器及计算机组成。实验装置如图 17-1 所示。

光源发出的光经狭缝被光栅光谱仪按波长分开，在其出射窗口形成从 λ_1 至 λ_2 的谱带（光栅光谱）；位于出射窗口处 CCD 多道光电探测器的各个像元将谱带各对应点的光强分布转变为电荷强弱的分布（CCD 的工作原理见附录），由信号处理系统扫描、读出，经 A/D 变换后存储并显示在计算机上。光学多道分析器的优点是所有的像元（实验中使用的 WGD-6 型光学多道分析器

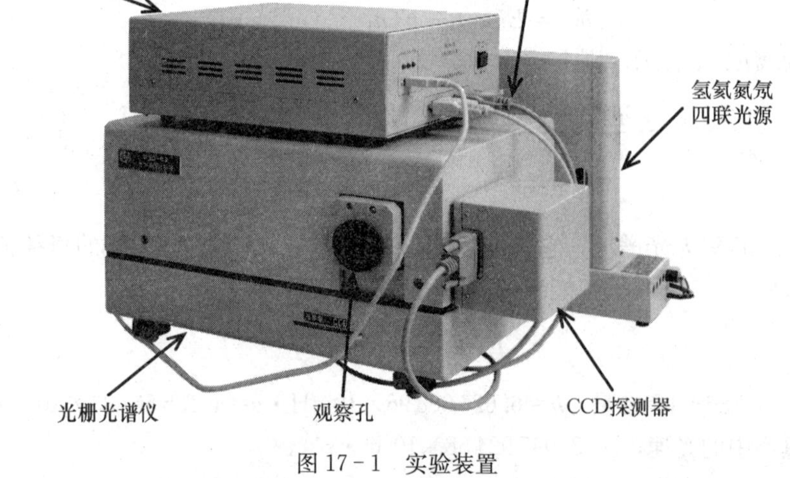

图 17-1 实验装置

共有 2048 个像元）同时曝光，即同时测量到 2048 个像元（每个像元大小为 $14\,\mu m \times 14\,\mu m$）的光强值，整个光谱（几何长度为 $2048 \times 14\,\mu m = 28.672\,mm$）可同时测得，并可测量光谱变化的动态过程。光学多道分析器中每个像元称为一“道”，实验所用系统称为 2048 道光学多道分析器。

光学多道分析器的光路如图 17-2 所示。从光源 S 发出的光经入射狭缝 S_1 射入单色仪，入射光经平面反射镜 M_1 转向 90°，经球面镜 M_2 反射后成为平行光射向反射光栅 G。衍射光经球面镜 M_3 和平面镜 M_4 成像于观察屏 P，转开平面镜 M_4 可使衍射光直接成像于光电探测器 CCD 上。不同波长光的衍射角不同，因此，衍射光分布的范围较广。但由于 CCD 或观察屏尺寸的限制，我们在计算机屏幕或观察屏上只能观察到以某一波长 λ_0 为中心，波长范围约为 159 nm 的一段光谱。转动光栅 G 可改变中心波长 λ_0，整条光谱也随之移动，从而可以分段观察到光谱的各个部分。CCD 上测量到的光谱范围与观察屏 P 上看到的完全一致。

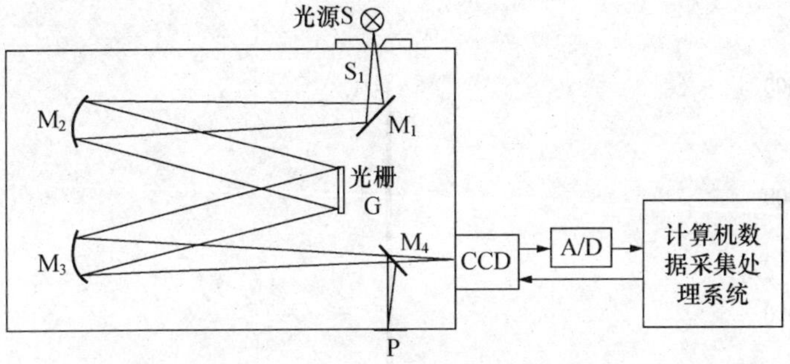

图 17-2　光学多道分析器组成及光路图

三、定标与波长测量

由光学多道分析器一次测得的是波长在 159 nm 范围内的一段光谱。光栅处于不同位置时，每一道（每一个像元）对应的波长值不同；而且，移动光栅时，每一道所对应的波长值将发生改变，屏幕中无法直接读出每条谱线的波长值，只能读出每条谱线所对应的道数。例如通过 WGD-6 型光学多道分析器测量到的氢原子光谱如图 17-3、图 17-4 所示（由于 H_α 线的波长为 656.28 nm，H_δ 线的波长为 410.17 nm，波长间隔达 246 nm，超过了 CCD 一帧 159 nm 的范围，必须分两次测量）。横坐标表示 CCD 的道数值（0～2048），纵坐标表示谱线的相对光强。从图中只能得到氢原子光谱各条谱线（H_α 线、H_β 线、H_γ 线、H_δ 线）对应的道数值，不能确定各条谱线的波长值。并且光栅的位置不同，各条谱线对应的道数也不相同。要想得到各条谱线的波长值，就需要用已知波长的标准谱线对道数进行定标。

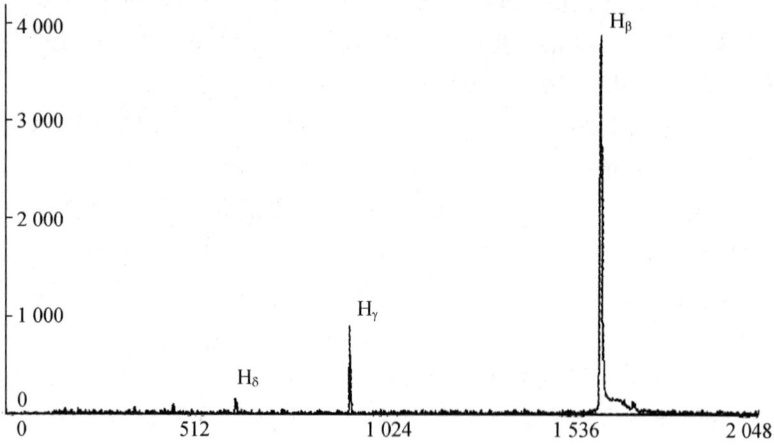

图 17－3　氢原子光谱中的 H_β 线、H_γ 线和 H_δ 线

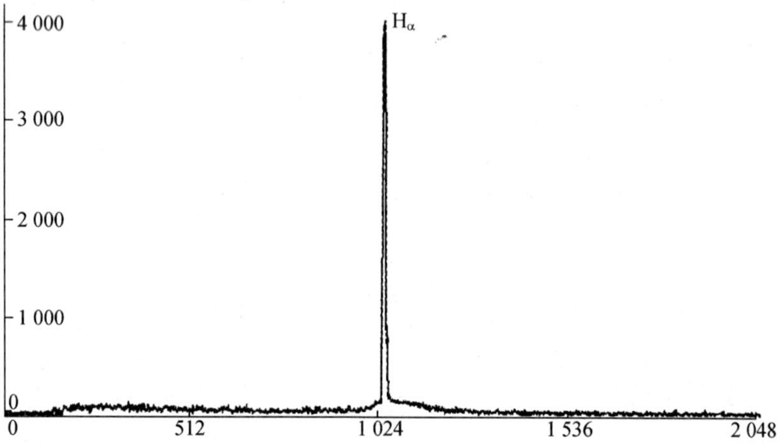

图 17－4　氢原子光谱中的 H_α 线

在光栅位置一定的条件下，先测量各条已知波长的标准谱线所对应的道数值，找出光栅位于该位置时道数与波长值之间的对应关系。再根据这一关系，由测量到的未知谱线的道数值计算出所对应的波长值。常用氦或汞的光谱作为标准，我们实验中使用氦原子的发射光谱作为标准。氦原子光谱在 300～900 nm 范围内共有 10 条主要谱线，波长值分别为：388.3 nm，447.1 nm，471.3 nm，492.2 nm，501.5 nm，504.7 nm，587.5 nm，667.8 nm，706.5 nm，728.1 nm。图 17－5、图 17－6 为用光学多道分析器分两次测量到的氦原子光谱，以上 10 条谱线依次用数字 1～10 顺序表示。将实测的氦原子光谱与氦原子标准谱线

(图 17－5或图 17－6）进行比较，通过比较各谱线间的相对位置及相对光强，可以找到实测谱线与标准谱线的一一对应关系，并确定各条实测谱线的波长值。当衍射角很小时，在小范围内谱线的间距与谱线的波长差值近似成正比。根据各条谱线的道数值及相应的波长值就可利用直线拟合公式对道数定标，由于 CCD 测量范围有限，一次只能有部分谱线出现在屏幕上。对不同的测量范围需要分别进行定标。除用直线拟合公式定标外，还可利用线性内插法（参见实验三附录 2）或本实验所用光谱采集与处理软件提供的非线性定标方式进行定标。

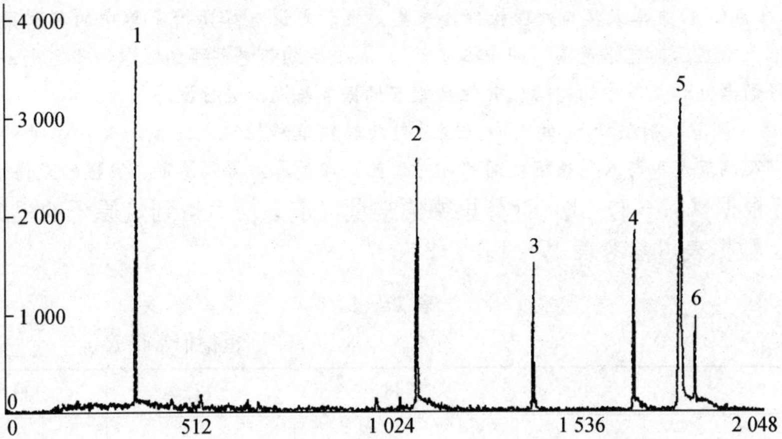

图 17－5　氦原子光谱中的前 6 条谱线

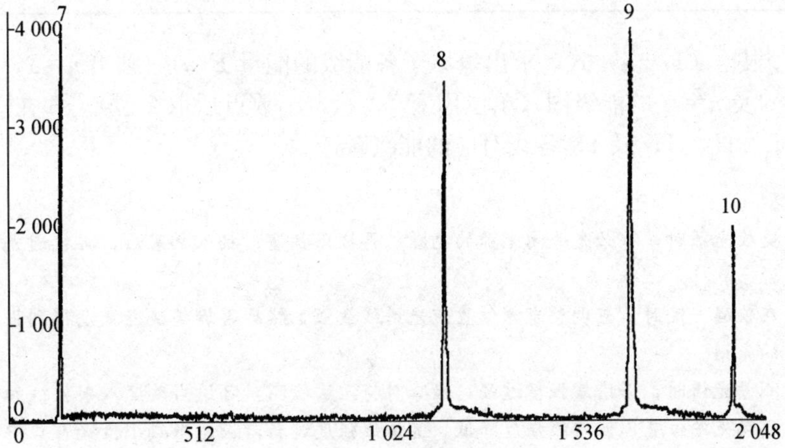

图 17－6　氦原子光谱中的后 4 条谱线

▶实验内容

1. 用氦原子光谱定标，测量氢原子光谱 H_α 线、H_β 线、H_γ 线及 H_δ 线的波长值。第一次测量 H_β、H_γ 和 H_δ3 条线的波长，用氦光谱中的前 6 条谱线作为标准进行定标。第二次单独测量 H_α 线，用氦光谱中后 4 条谱线作标准进行定标，求出待测波长。

提示 1. 打开光学多道分析器电控箱电源开关，将氢氦氖氘四联光源的插塞插入与氢灯或氦灯对应的插孔后打开光源的电源开关，并将光源对准光谱仪的入射狭缝。

2. 启动 CCD 光谱采集与处理软件，采集、显示光谱选择**运行**菜单中的**实时采集**；改变在屏幕上所显示的光谱范围（即中心波长），点击**手动前进**或**手动后退**；确定光谱线峰值道数选择**数据处理**菜单中的**检峰**。其他功能可根据屏幕提示进行操作。

3. 通过调节入射狭缝 S_1 的大小（顺时针旋转狭缝旋钮可使缝宽加大，逆时针旋转缝宽减小）及调节光源与入射狭缝之间的相对位置，在屏幕上得到清晰、尖锐的光谱线。

2. 根据（17－5）式，计算里德伯常量，求平均后得到氢原子的里德伯常量 $\overline{R}_H$。数据表可参考表 17－1。

表 17－1

里德伯常量 $\overline{R}_H$：________

	H_α	H_β	H_γ	H_δ
n_2				
λ/nm				
R_H/m^{-1}				

3. 根据（17－4）式，求出氢原子各能级的能量 $E(n)$，画出 $n=1$，2，3，4，5，6 及 $n=\infty$的能级图（单位用 eV 表示，小数点后取 2 位）。并在图中标出与 H_α、H_β、H_γ 及 H_δ 各线对应的能级跃迁。

注 意

1. 更换光源时，务必先关闭光源的电源，再拔出插塞；插入插塞后，再接通光源的电源。
2. 在狭缝一定时，应调整光源位置使光谱线最强，然后再调整狭缝宽度得到强度适中的光谱。
3. 测量光谱时，若谱线强度过强，检峰时将无法检测，可适当改变入射狭缝的宽度或移动光源位置以使谱线强度降低。若谱线强度过弱，应适当减小检峰窗口中的最小峰值，或调整曝光参数。

思考题

1. 定标以后，测量氢原子光谱时，是否可以点击“手动前进”或“手动后退”？为什么？是否可以移动光源的位置？为什么？

2. 若要观察吸收光谱，需要对本实验装置做哪些改动？若要观察红外或紫外光谱，需要对本实验装置做什么改动？

附录 CCD的工作原理

CCD是电荷耦合器件（Charge Coupled Device）的简称，是一种以电荷量表示光强大小，用耦合方式传输电荷量的器件，它具有自扫描，光谱范围宽，动态范围大，体积小，功耗低，寿命长，可靠性高等优点。将CCD一维线阵放在光谱面上，一次曝光就可获得整个光谱；二维面阵CCD已大量用于摄像机和数字照相机。并可在电子内镜和一些介入性治疗仪器中作为摄像部件，直接放入体内摄取信号，将信号传出后通过屏幕显示，操作者可直接看到病人体内的图像，使诊断形态性病变和定位非常清楚。

CCD的基本单元是MOS（金属-氧化物-半导体）结构，如图17－7（a）所示。衬底是P型半导体硅（Si），硅表面是一层二氧化硅（SiO_2）薄膜，膜上是一层金属作电极，这样硅和金属之间形成一个小电容。如果金属电极置于高电位V_G，在金属界面积累了一层正电荷，P型半导体中带正电荷的空穴被排斥，只剩下不能移动的带负电荷的受主杂质离子，形成一如图17－7（b）所示的耗尽层，受主杂质离子因不能自由移动对导电作用没有任何贡献。当V_G超过阈值电压V_{th}后，就将半导体内的电子吸引到界面处来，即界面处就可以存储电子而形成一层很薄的电荷浓度很高的反型层，如图17－7（c）所示。当有光照射到CCD像元上时，光子在耗尽层内或附近激发出电子-空穴对（一个光子产生了一对电子-空穴对）。所产生的空穴被推到半导体内，而电子被吸引到半导体与SiO_2绝缘体的界面形成电荷包，这些电子是可以传导的。电荷包中的电子数目与入射光强和曝光时间成正比。很多排列整齐的CCD像元组成一维或二维CCD阵列，曝光后将每个CCD像元所在空间的光强转化成电荷量，电荷的数量与该处光强成正比。这样，一帧光强分布图就成为一帧电荷分布图。图17－8是用一维线阵CCD测量单缝衍射光强分布的示意图。

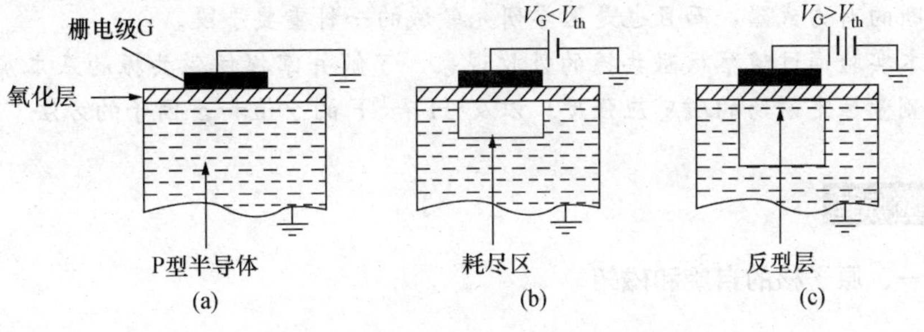

图17－7 单个CCD结构原理示意图

每次采样（曝光）后每个像元内的电荷在时钟脉冲的控制下顺序输出，经放大、模/数（A/D）转换，将电荷量即光强顺序存入采集系统（计算机）的寄存器，经计算机处理后，在显示器上就可以看到光谱图。通过 CCD 光谱采集与处理系统，可以显示出各条谱线所处的道数（对应波长）和相对光强值。

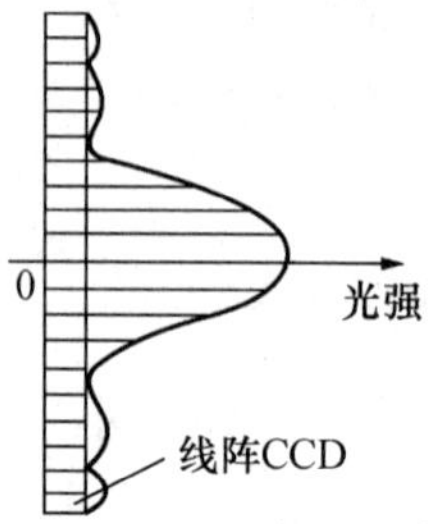

图 17-8 用 CCD 测量单缝衍射光强分布

参考文献（FURTHER READING）

吕斯骅、段家忯. 新编基础物理实验. 北京：高等教育出版社，2006.

（喀蔚波）

实验十八 核磁共振

1946 年，美国科学家珀塞尔（E. Purcell）和布洛赫（F. Bloch）分别发现了核磁共振（Nuclear Magnetic Resonance，简称 NMR）现象，二人因此分享了 1952 年诺贝尔物理学奖。由此发展起来的核磁共振波谱学（Magnetic Resonance Spectroscopy，简称 MRS）成为物理、化学、医药、遗传、石油化工等方面重要的研究工具。1973 年，美国科学家劳特伯尔（P. C. Lauterbur）和英国科学家曼斯菲尔（P. Mansfield）分别提出了利用梯度磁场实现空间定位的成像方法，为开发磁共振成像（Magnetic Resonance Imaging，简称 MRI）技术做出了重大贡献，他们也因此分享了 2003 年诺贝尔生理学或医学奖。1978 年获得了第一幅人体头部的 NMR 图像，1980 年成功实现了人体的全身成像，开始了医学影像技术的一场新的革命。现在，磁共振成像不仅是影像诊断的有力武器，而且也是医学研究领域的一种重要手段。

本实验通过观察核磁共振的吸收现象，了解并掌握核磁共振的基本原理，学习测量恒定磁场的磁感应强度，以及 ^{1}H 和 ^{19}F 的 γ 值和 g 因子的方法。

▶实验原理

一、原子核的自旋和磁矩

原子核具有自旋角动量和磁矩，是 NMR 实验的基础，其自旋角动量的数

值是量子化的，其值由量子力学得出为

$$P=\sqrt{I(I+1)}\hbar \tag{18-1}$$

式中 $\hbar=h/2\pi$，$h=6.626\,068\,96\times10^{-34}\,\text{J}\cdot\text{s}$，为普朗克常量；$I$ 为核自旋量子数，由组成核的质子数 Z、中子数 N 或二者之和 A 决定，可取零、半整数或整数。当原子核的 Z 和 N 皆为偶数时，A 为偶数，$I=0$，核的总自旋为零，观察不到核磁共振现象，例如^{12}C、^{16}O 等；当 Z 和 N 均为奇数时，A 为偶数，I 为整数，如^{7}Li、^{15}N 等；当 Z 或 N 之一为奇数时，A 为奇数，I 为半整数，$I=1/2$，$3/2$，$5/2$，…，如^{1}H、^{19}F 等核，$I=1/2$，这是一类重要的核。后两类原子核都可观察到核磁共振现象。人体中含有大量水分因而体内的^{1}H 核很多，同时^{1}H 核的磁共振能力也是最强的，因此^{1}H 核是 NMR 的重点研究对象。

原子核是一个带电体系，当其自旋角动量不为零时，也将具有磁矩。核磁矩与自旋角动量的关系为

$$\mu=g\frac{e}{2m_{\text{P}}}P=g\sqrt{I(I+1)}\frac{eh}{4\pi m_{\text{P}}}=g\sqrt{I(I+1)}\mu_{\text{N}} \tag{18-2}$$

其中 m_{p} 为质子质量。μ_{N} 为核磁子，是核磁矩的单位，其值为 $\mu_{\text{N}}=5.050\,78\times10^{-27}\,\text{J}\cdot\text{T}^{-1}$。$g$ 为朗德因子，为无量纲的常数，其数值有正有负，大小因核结构而异，可由实验测得。例如：

质子^{1}H：　$g=5.585$

中子^{1}N：　$g=-3.286$

氟　^{19}F：　$g=5.254\,6$

通常定义磁矩 μ 与自旋角动量 P 之比为磁旋比，用 γ 表示，即

$$\gamma=\frac{\mu}{P}=\frac{ge}{2m_{\text{P}}} \tag{18-3}$$

二、磁场中的原子核

对于非零自旋的核，在无外加磁场时，磁矩取向是任意的和无规则的。在有外磁场时，自旋角动量和磁矩在外磁场方向（设为 z 轴方向）的分量都是量子化的，其值分别为

$$P_z=m\hbar \tag{18-4}$$

$$\mu_z=\gamma P_z=mg\mu_{\text{N}} \tag{18-5}$$

式中 m 为磁量子数，其值可取 I，$I-1$，……，$-I$，共 $2I+1$ 个值，表示核的自旋和磁矩在外磁场中有 $2I+1$ 个可能取向，也就是沿磁场方向有 $2I+1$ 个可能的分量值。其最大磁矩分量为

$$\mu_z = I g \mu_N \tag{18-6}$$

通常测量的核磁矩大小就是核磁矩在外场方向分量的最大值。可见，如果 I 为已知，并测得 g 值，则核磁矩便可求得。例如对 ^1H 有

$$\mu_z = \frac{1}{2} g \mu_N = \frac{1}{2} \times 5.585\,4 \mu_N = 2.792\,7 \mu_N$$

根据经典电磁学，磁矩 μ 在外场中的附加能量为

$$E = -\mu B_0 \cos\alpha = -\mu_z B_0 \tag{18-7}$$

由于核磁矩对外磁场的取向具有量子化特征，能量只能取一系列分立的数值，即能量是量子化的。因此，附加能量为

$$E = -m g \mu_N B_0 \tag{18-8}$$

由于 m 可取 $2I+1$ 个值，所以原子核原来一个能级，在外磁场中将分裂为 $2I+1$ 个能级。对于最常用的 ^1H、^{19}F 等核，$I=1/2$，因此 m 可取 1/2 和 $-1/2$两个值，于是得

$$E_{+1/2} = -\frac{1}{2} g \mu_N B_0 \tag{18-9}$$

$$E_{-1/2} = +\frac{1}{2} g \mu_N B_0 \tag{18-10}$$

如图 18－1 所示，相邻两能级间能量差为

$$\Delta E = E_{-1/2} - E_{+1/2} = g \mu_N B_0 \tag{18-11}$$

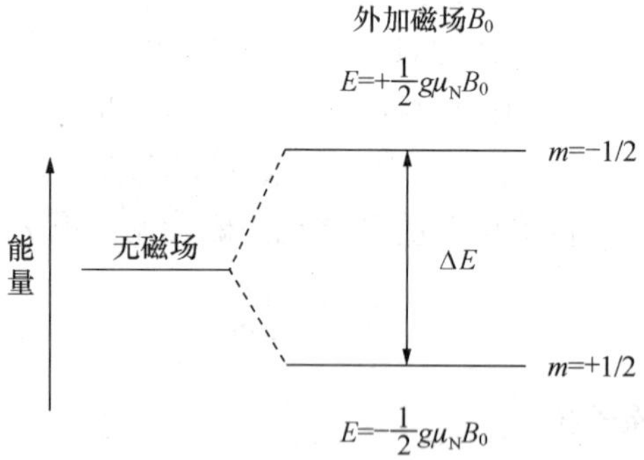

图 18－1 原子核能级在外磁场中分裂

三、核磁共振原理

如果在与稳恒磁场 B_0 垂直的方向加一个交变的射频场 B_1，当选取 B_1 的频率 ν_0，使得射频能量 $h\nu_0$ 刚好等于两能级间的能量差，即 $h\nu_0 = \Delta E$，此时核将从射频场吸收能量，实现能级间的受激跃迁，出现共振吸收现象，即发生核磁共振。对于 $I=1/2$ 的一类核，只有两个能级，核由射频场吸收能量后从低能级跃迁到高能级，共振时射频场的频率满足

$$h\nu_0 = \Delta E = g\mu_N B_0 \tag{18-12}$$

由上式可知共振时射频场的频率为

$$\nu_0 = \frac{g\mu_N B_0}{h} = \frac{\gamma}{2\pi} B_0 \tag{18-13}$$

如果用圆频率 $\omega_0 = 2\pi\nu_0$ 表示，可写成

$$\omega_0 = \gamma B_0 \tag{18-14}$$

(18-14) 式称为核磁共振条件。通常称 $\gamma/2\pi$ 为原子核的回旋频率。

由此可知，只要测得共振频率即可得到外磁场的磁感应强度

$$B_0 = \frac{\nu_0}{\gamma/2\pi} \tag{18-15}$$

反之，若 B_0 已知，通过测量原子核的共振频率 ν_0 便可求出该原子核的 γ 值（通常用 $\gamma/2\pi$ 值表示）或 g 因子

$$\frac{\gamma}{2\pi} = \frac{\nu_0}{B_0} \tag{18-16}$$

$$g = \frac{\nu_0/B_0}{\mu_N/h} \tag{18-17}$$

通过上述讨论，要发生共振必须满足（18-13）式。为了实现上述条件，观察到共振现象通常有两种方法：一种是固定外磁场 B_0，连续改变射频场的频率，这种方法称为扫频方法；另一种方法是固定射频场的频率，连续改变外磁场的大小，这种方法称为扫场方法。本实验采用的是扫场方法。

提示 磁共振成像（Magnetic Resonance Imaging，MRI）利用人体内水分子中的氢核在外磁场中产生核磁共振的原理进行体内断层成像。由于人体不同的正常组织、器官以及同一组织、器官的不同病理阶段氢核的密度和弛豫时间（见实验内容选做部分）有显著不同，利用梯度磁场进行层面选择和空间编码就可以获得体内各体素中氢核的密度、纵向弛豫时间 T_1、横向弛豫时间 T_2 等信息，将体内任意断层上各体素的这些信息用对应像素的灰度值表现，就可以获得反映体内解剖结构及病理改变的二维断层图像，如图 18-2 所示。MRI 是多参数成像，可以通过改变成像条件使图像突出 T_1 或 T_2 的差别，这样得到的图像称为 T_1 加权图像或 T_2 加权图像。为得到体内更多有用的信息，近年来引进了很多新的 MRI 图像对比度机制。如扩散加权成像（Diffusion-Weighted Imaging，DWI）是通过测量人脑中水分子扩散的特性来反映组织的生化特性及组织结构的改变，在临床上可用于急

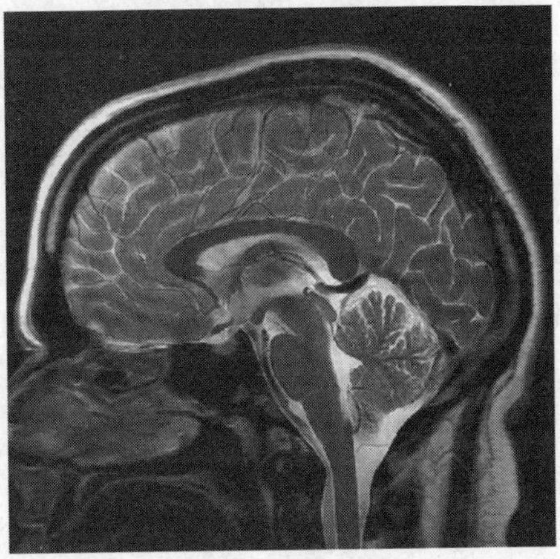

图 18-2　脑部 MRI 图像

性脑梗死的早期诊断。以血氧水平依赖（Blood Oxygenation-Level Dependent，BOLD）程度为依据的功能磁共振成像（functional MRI，fMRI）以及根据磁共振信号的化学位移测量脑内有关区域内各种化合物分子的磁共振波谱（Magnetic Resonance Spectroscopy，MRS）也已经用于脑功能研究及疾病的诊断治疗。BOLD成像的原理是：伴随着大脑的神经活动，在大脑皮层相应区域内就会出现局部毛细血管中的血流增加；由于氧的摄取量没有明显增加，局部血氧量增加，脱氧血红蛋白减少。脱氧血红蛋白具有顺磁性，它的减少将改变 T_2 加权的磁共振信号。因此脱氧血红蛋白就可以作为内源性对比度增强剂产生fMRI的信号，比较刺激前后磁共振信号的差异就可以确定该刺激激活脑区的范围，从而进行脑功能的研究。在临床上，当脑部肿瘤在某功能区附近时，可通过fMRI确定该功能区的范围，手术时给予保护。

▶实验仪器

实验装置的方框图如图18－3所示，它由永久磁铁、扫场线圈、探头（由电路盒和样品盒组成）、数字频率计、示波器、可调变压器和220 V/6 V小变压器组成。

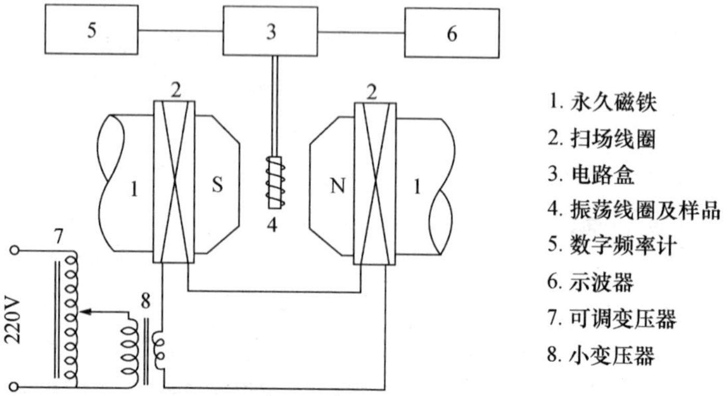

图18－3 核磁共振实验装置

1. 永久磁铁

外磁场由永久磁铁产生。对永久磁铁的要求是具有较高的磁感应强度、较好的磁场均匀性。本实验所用的磁铁中心磁场 $B_0 \geqslant 0.5$ T，在磁场中心（5 mm^3）范围内，均匀性优于 10^{-5}。

2. 扫场线圈

本装置用扫场的方法观察共振信号。扫场线圈固定在永久磁铁内部的两个磁极上，产生一个幅度大小在 $10^{-5} \sim 10^{-3}$ T的可调交变磁场用于观察共振信号。扫场线圈的电流由可调变压器的输出再经220 V/6 V小变压器降压后提供，磁场的幅度通过可调变压器调节。这时，外磁场由永久磁铁和扫场线圈分别产生的磁场叠加而成，磁感应强度的大小是在永久磁铁产生的强磁场基础上随扫场线圈作小幅度的周期性变化。

3. 探头

用于产生射频场和探测共振信号。其外形如图 18－4 所示。样品盒内绕在样品上的线圈既是射频场的发射线圈，又是共振信号的探测线圈。电位器 2、3 分别用于调节射频场的频率和幅度；频率测试端 4 与数字频率计的输入端相连，由数字频率计指示射频场的频率，检波输出端 5 与示波器相连接，用来观察共振信号。

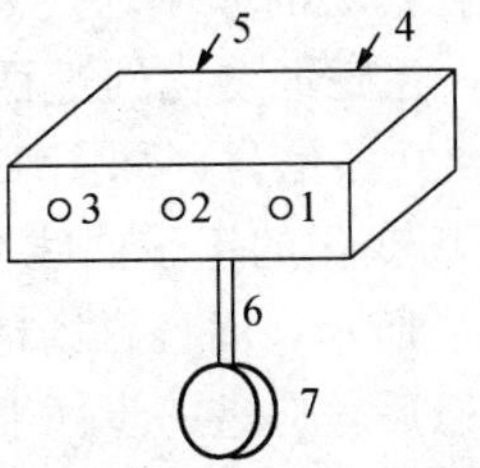

1. 电源开关
2. 幅度调节电位器
3. 频率调节电位器
4. 频率测试端
5. 检波输出端
6. 连接杆
7. 样品盒

图 18－4　探头的外形图

本实验有两个探头，样品分别为液态的水（掺有三氯化铁）和固态的聚四氟乙烯。图 18－5（a）是示波器上观察到的水中质子（^{1}H）的共振信号，（b）是固态聚四氟乙烯中氟核（^{19}F）的共振信号。

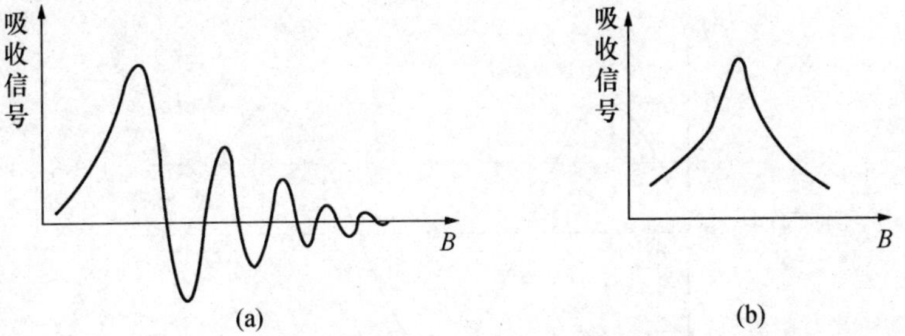

图 18－5　（a）水中质子的共振信号；（b）固态聚四氟乙烯中氟核的共振信号

“尾波”现象是由于扫场速度太快产生的。然而扫场变化的快慢是相对于具体样品而言的，本实验中采用的扫场频率为 50 Hz（周期为 20 ms）的交变磁场，对固态聚四氟乙烯样品而言是变化十分缓慢的磁场；而对液态的水样品而言却是变化很快的磁场，因此出现“尾波”现象，而且磁场越均匀，尾波中振荡的次数越多，可以据此在实验中找到磁场均匀性最好的区域。

4. 共振信号的探测

由共振条件可知，只有满足 $\omega/\gamma=B$ 才会发生共振，本实验外磁场的总磁感应强度为永久磁铁的恒定磁场 B_0 和一个 50 Hz 的交变磁场叠加而成，即

$$B=B_0+B'\cos(\omega' t)$$

其中 B' 是扫场线圈产生的磁场幅度，ω' 是扫场的圆频率，即市电的圆频率。因此总磁场在 B_0-B' 到 B_0+B' 的范围内按图 18-6 的正弦曲线随时间变化，只有当 ω/γ 落在这个范围内才能发生共振。为了容易找到共振信号，要加大 B'（即把可调变压器的输出调到较大数值），使可能发生共振的磁场变化范围（即扫场范围）增大；另一方面要调节射频场的频率，使 ω/γ 落在这个范围。一旦 ω/γ 落在 B_0-B' 到 B_0+B' 范围内，在磁场变化的过程中，某些时刻总磁场满足 $B=\omega/\gamma$，在这些时刻就能观察到共振信号，如图 18-6 所示。共振发生在数值为 ω/γ 的水平虚线与代表总磁场变化的正弦曲线交点所对应的时刻。如前所述，水的共振信号如图 18-5（a）所示，而且磁场越均匀，尾波中的振荡次数越多，因此一旦观察到共振信号以后，应进一步仔细调节电路盒在磁铁支架上的左右位置，使尾波中振荡的次数最多，亦即使探头处在磁铁中磁场最均匀的位置，并利用支架上的标尺记下此时电路盒边缘的位置。

由图 18-6 可知，只要 ω/γ 落在 B_0-B' 到 B_0+B' 范围内就能观察到共振信号，但这时 ω/γ 未必正好等于 B_0，从图上可以看出：当 $\omega/\gamma\neq B_0$ 时，各个共振信号发生的时间间隔并不相等，共振信号的排列是不均匀的。只有当 $\omega/\gamma=B_0$ 时，它们才均匀排列。这时共振信号发生在扫场幅度为零的时刻，而

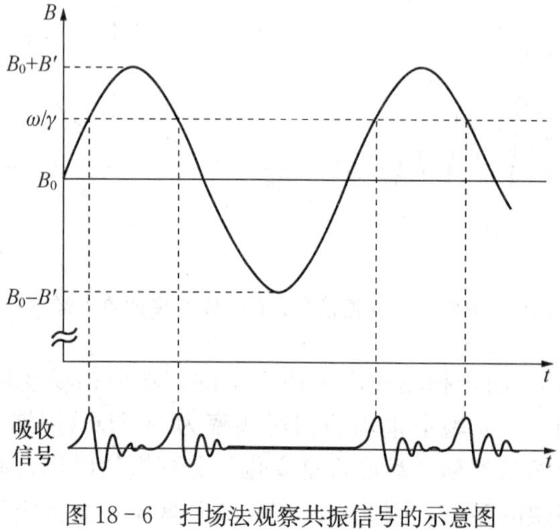

图 18-6　扫场法观察共振信号的示意图

且从示波器的时间标尺可测出它们的时间间隔为 10 ms。当然，当 $\omega/\gamma=B_0-$

B'或$\omega/\gamma=B_0+B'$时，在示波器上也能观察到均匀排列的共振信号，但它们的时间间隔不是 10 ms 而是 20 ms。因此，只有当共振信号均匀排列而且时间间隔为 10 ms 时才有$\omega/\gamma=B_0$，这时频率计的读数才是与B_0对应的质子的共振频率。

▶实验内容

一、必做部分

1. 观察水样品中质子的共振信号，测量永久磁铁中心的磁场B_0

观察水样品（掺有三氯化铁）中质子的共振信号并测量与永久磁铁磁场强度B_0相对应的共振频率ν_H，利用公式

$$B_0=\frac{\nu_H}{(\gamma/2\pi)_H} \tag{18-18}$$

计算永久磁铁中心的磁感应强度B_0，公式中$(\gamma/2\pi)_H=42.576375\,\text{MHz}/\text{T}$。

小心将水样品探头下端的样品盒插入到磁铁中心，并使电路盒水平放置在磁铁上方的支架上，左右移动电路盒使它大致处于支架的中间位置。

将电路盒背面的“频率测试”端和“检波输出”端分别与频率计和示波器连接，并把示波器的扫描速度旋钮放在 5 ms/div 的位置，纵向放大旋钮放在 0.1 V/div 或 0.2 V/div 的位置。打开电路盒开关，这时频率计应有读数。

接通可调变压器电源并把输出电压调节在较大位置（大于 100 V）。

利用电路盒上的“频率调节”旋钮缓慢改变频率并同时监视示波器，搜索共振信号。找到共振信号后，左右移动电路盒在支架上的位置，观察共振信号的变化。找到尾波振荡次数最多的位置，利用支架上的标尺记下此时电路盒边缘的位置。

作为定量测量，除了要计算出待测磁场B_0的数值外，还应尽量减小误差。从图 18-6 可以看出，只要观察到共振信号，B_0的测量误差不会超过扫场的幅度B'，因此，为了减小B_0的测量误差，在找到共振信号之后应逐渐减小扫场的幅度并把B'减到尽可能地小。在减小B'的过程中，应同时调节射频场的频率，使共振信号保持间隔为 10 ms（2 格）的均匀排列，在能够观察到和分辨出共振信号的前提下，力图把B'减小到最小程度，读出这时的频率作为与B_0对应的共振频率ν_H。将此共振频率ν_H代入（18-18）式，即可计算出永久磁铁中心的磁感应强度B_0。

误差估计：为了定量地估计B_0的误差，首先需要测出B'的大小。为此可采用以下步骤：保持扫场的幅度不变，调节射频场的频率，使共振先后发生在

扫场的波峰（此时 $B=B_0+B'$）与波谷（此时 $B=B_0-B'$）处，在这过程中，示波器上观察到的原先间隔为 10 ms（2 格）均匀排列的共振信号中，有两个相邻峰逐渐靠拢合并为一个峰，从而使共振信号峰的数目减少一半，相邻的共振信号间隔变为 20 ms（4 格），分别记下共振发生在扫场峰顶与谷底的共振频率 ν'_H和 ν''_H，利用公式

$$B'=\frac{(\nu'_H-\nu''_H)/2}{\gamma/2\pi} \tag{18-19}$$

可求出扫场的幅度 B'，粗略的估计可取 B'的 1/10 作为 B_0 的估计误差，即取

$$\Delta B_0=\frac{B'}{10}=\frac{(\nu'_H-\nu''_H)/20}{\gamma/2\pi} \tag{18-20}$$

然后根据求得的 ΔB_0（保留一位有效数字）确定 B_0 的有效数字，并把 B_0 的测量结果表示为

$$B_0=\text{测量值}\pm\Delta B_0$$

2. 观察固态聚四氟乙烯样品中氟核的共振信号，测量氟核的 g 因子

用固态聚四氟乙烯样品的探头代替水样品的探头，并使电路盒放在相同位置上。由于聚四氟乙烯样品信号较弱，可把示波器的纵向放大旋钮放在 20 mV/div 或 50 mV/div 的位置。与必做部分 1 中的方法相同，在扫场幅度足够小的情况下，调节频率使共振信号均匀分布、间隔为 10 ms。这时的频率为氟核与 B_0 对应的共振频率 ν_F，根据上面求出的 B_0，利用（18－17）式求出氟核的 g 因子，式中 $\mu_N/h=7.622\,591\,4$ MHz/T。

根据（18－17）式，g 因子的相对误差为

$$\frac{\Delta g}{g}=\sqrt{\left(\frac{\Delta\nu_F}{\nu_F}\right)^2+\left(\frac{\Delta B_0}{B_0}\right)^2} \tag{18-21}$$

其中 B_0 和 ΔB_0 为校准磁场得到的结果，与上述估计的方法类似，可取

$$\Delta\nu_F=(\nu'_F-\nu''_F)/20 \tag{18-22}$$

作为 ν_F的估计误差。

求出 $\Delta g/g$ 之后可利用已算出的 g 因子求出绝对误差 Δg，Δg 也保留一位有效数字，并由它确定 g 的有效数字，最后给出 g 因子测量结果的完整表达式

$$g=\text{计算值}\pm\Delta g$$

注 意

1. 适当调节电路盒上幅度调节旋钮可以使共振吸收的信号最大。实验前已将共振信号幅度调至最大，实验过程中无特殊情况，不必调节此旋钮。
2. 测量结束后，请立即关闭电路盒电源开关，以避免机内电池的过度消耗。
3. 水样品的电路盒切勿倒置，以防止在水样品中产生气泡，影响共振信号的探测。

4. 每组电路盒与磁铁配套使用，请勿混放。

二、选做部分

1. 利用样品为水的探头，观察当样品盒从磁场中心移向边缘的过程中共振信号波形的变化。测量磁场边缘的磁场强度，并与中心的磁场强度作比较。

2. 估测固态聚四氟乙烯样品中氟核的弛豫时间 T_2。

前面讨论的是单个的核，实际处理的样品是大量处于热平衡状态的相同的核。实验中所加的静磁场和射频场都是作用于这样一个核系统，因此需要进一步讨论。

(1) 粒子在磁能级上的分布和纵向弛豫时间 T_1

在外磁场中的原子核，当处于热平衡时，原子核在上下能级间的分布，服从玻尔兹曼定律，低能级上的粒子数比高能级上的粒子数多，就是这一差值，提供了观察核磁共振的可能性。在热平衡时，上下能级间相互跃迁的粒子数目应相等。

当施加射频场并发生共振跃迁时，根据爱因斯坦的电磁辐射理论，上下能级间粒子的受激辐射和受激跃迁的概率是相等的，粒子数差值随时间按指数规律减少。如果电磁辐射持续作用，最后上下能级的粒子数差值趋于零，这时就不再有共振现象。事实上同时还存在另一过程，这就是不断地使粒子由高能级无辐射地跃迁到低能级的热弛豫跃迁。根据理论推导得出，由下向上的热弛豫跃迁概率小于由上向下的跃迁概率。

当粒子数偏离热平衡分布时，将按以下规律恢复到平衡分布

$$n - n_0 = e^{-t/T_1} \tag{18-23}$$

n_0 为热平衡时上下能级间粒子数的差值，n 为未达到热平衡时上下能级间粒子数之差。

上式表明，粒子数差值 n 偏离热平衡值 n_0 的大小，随时间 t 的增加将按指数规律以时间常数 T_1 趋于零（亦即恢复到热平衡状态），T_1 称为纵向弛豫时间或自旋-晶格弛豫时间，它是描述核磁矩与晶格作用的物理量。

在磁共振时，有两个过程同时起作用：一是受激跃迁过程，核磁矩系统吸收电磁波能量，其效果是使上下能级的粒子数趋于相等；另一是热弛豫过程，核磁矩系统把能量传予晶格，其效果是使粒子数趋于热平衡分布。这两个过程将达到动态平衡，于是粒子数差值将稳定在某一新的数值上，而我们也可以连续地观察到稳定的吸收现象。可以证明：为了观察到较强的共振吸收信号，要求自旋-晶格弛豫时间 T_1 小，射频场的磁感应强度 B_1 小。

(2) 共振吸收线宽和横向弛豫时间 T_2

实际的核磁共振吸收不只是发生在由 $\Delta E = h\nu_0$ 决定的单一频率上，而是发

生在一定的频率范围内，即共振吸收谱线变宽。

根据量子力学的不确定关系，谱线宽度实质上归结为粒子在能级上的平均寿命。弛豫过程越剧烈，粒子处在某一能级上的时间越短，共振吸收线就越宽，一般定义共振吸收信号半高度的宽度即为线宽 ΔB 或 $\Delta\omega$，并有

$$T_2 = \frac{1}{\Delta\omega} \tag{18-24}$$

式中 T_2 称为横向弛豫时间，或自旋-自旋弛豫时间，它是自旋粒子间相互作用的结果。实验表明射频场的磁感应强度 B_1 越大，粒子受激跃迁的概率越大，使粒子处于某一能级的寿命减少，谱线变宽；外磁场不均匀，也会使谱线变宽。

医学成像中，T_1、T_2 参数含有丰富和敏感的生理和生化特征信息，不同正常组织之间以及病变组织与正常组织之间的 T_1、T_2 参数有明显的不同，通过磁共振成像，不仅可以得到组织解剖结构的信息，还可以得到体内功能和代谢过程等生化领域的信息。这为鉴别组织的病变及其性质、癌症的早期发现等临床诊断提供了重要依据。

(3) 估测固态聚四氟乙烯样品中氟核的横向弛豫时间 T_2

估测方法如下：示波器使用 x-y 输入方法，把磁铁支架下方的“扫场输出”信号输入示波器 x 端，将电路盒上的“检波输出”信号输入示波器 y 端，在示波器上将观察到两个共振吸收峰叠加在由垂直方向上同频率正弦信号（即 50 Hz 的扫场信号）合成的椭圆上。调节扫场幅度，可以使两个共振吸收峰的位置发生改变，例如从重叠到相互错开。在两个共振吸收峰相互错开时，固定扫场幅度不变，利用示波器上的网格估测其中一个共振峰的半宽度 ΔB 与扫场范围 $2B'$ 的比值。然后在保持扫场幅度不变的情况下，把示波器改回正常的接法，用与必做部分 1 相同的方法，测出共振发生在正弦波的峰顶与谷底时的共振频率之差，求出此时扫场信号的峰-峰值 $2B'$，进而求出氟核共振吸收峰的半宽度 ΔB，利用公式

$$\frac{1}{T_2} = \pi\Delta B\left(\frac{\gamma}{2\pi}\right)_{\mathrm{F}} \tag{18-25}$$

估算出固态聚四氟乙烯中氟核的弛豫时间 T_2，上式中 $(\gamma/2\pi)_{\mathrm{F}} = 40.055\ \mathrm{MHz/T}$ 为氟核的回旋频率。

参考文献 (FURTHER READING)

1. 北京大学物理系. 核磁共振实验装置使用手册
2. 吴思诚、王祖铨. 近代物理实验. 第三版. 北京：高等教育出版社，2005.
3. 吕斯骅、段家忯. 新编基础物理实验. 北京：高等教育出版社，2006.

4. 周孝安、赵咸凯、潭锡安、郭玉华. 近代物理实验教程. 武汉：武汉大学出版社，1999.

（喀蔚波）

第五章　医学物理实验

本章通过压力传感器、超声波特性研究以及血液流变学等实验介绍物理学原理和方法在医学基础研究及临床诊断中的应用。

实验十九　压力传感器测量脉搏

在当今的信息社会中，传感器技术与通信技术和计算机技术构成了信息产业的三大支柱。能感受规定的被测量，并按照一定的规律转换成可用输出信号的器件或装置称为传感器。传感器是计算机获取外部信息的重要手段。它通常由能直接感受或响应被测量的敏感元件和产生可用信号输出的转换元件两部分组成。在医学研究和诊疗过程中需要获取大量的生物信息，医用传感器则是获取生物信息的窗口，它延伸了医生的感觉器官，把定性的感觉扩展为定量的检测，是医用仪器、设备的关键器件。对所获得的大量信息进行有效的分析、处理是信息技术的中心环节。傅里叶变换是信号处理和波谱解析的一种有力手段，利用傅里叶变换可从数据中提取更多的信息，因此在许多现代测试仪器及医疗设备中广泛应用傅里叶变换对信号进行分析、处理。本实验使用压电晶体传感器测量脉搏波，使学生能够对利用压力传感器获得脉搏波动信号，并通过计算机采集、记录和处理信号的整个测量过程有一个感性认识。同时对频谱分析及傅里叶变换有进一步的了解。

▶实验原理

一、压电效应及压电晶体

某些晶体在受到外力作用而发生形变时，会在晶体的某两个对应的晶面上产生异号极化电荷，这种现象称为压电效应（也称为正压电效应）。极化电荷量与晶体所受的外力成正比。压电效应是可逆的，即在能够产生压电效应的晶体极化面上施加电压（电场）可使晶体产生相应的形变，这一现象称为逆压电效应，也称为电致伸缩。

利用正压电效应可将压力、振动、加速度等非电参量转换为电参量。而利用逆压电效应可将高频脉冲电压转换为高频的机械振动，在B超、彩超等医用超声诊断设备中发射超声波的振源以及接收体内回波的探测器均使用压电晶体(参见实验二十)。利用逆压电效应，人们还制造出被称为陶瓷马达的装置，它可以像电动机一样转动，也可以直线行走，在自动对焦的照相机镜头和扫描隧穿显微镜中都用到了这种装置。

本实验是采用压电晶体制作的压力传感器将脉搏振动的压力信号转换为电信号，进而进行测量。传感器中的压电晶体被加工成片状（晶片），晶片的两个相对表面镀有导电层，并分别焊接两条导线，作为信号的引出端。晶片的一面固定在传感器内的支架上，另一面朝向外部，上面覆盖一层具有弹性的隔离膜（硅橡胶），用以接受外部的压力信号。当隔离膜上有机械压力出现时，我们将在压力传感器信号输出端得到随所加机械压力变化而改变的电压信号。值得注意的是，晶片因压力产生极化电荷，在导电层上感应出自由电荷，而自由电荷的流动形成可测量的信号。因此当晶片受压力不变时，随测量时间的延长，自由电荷量将减少，使被测信号的幅度逐渐下降。所以用压电效应测量静态压力会受到很大限制，一般只用于动态信号测量。

除利用压电效应测量压力变化外，还可以使用张丝式压力计、应变式压力计等测量微小的压力。

二、A/D 转换

由压力传感器输出的电信号幅度较小，经放大器放大后幅度一般控制在0～5 V。由压力传感器输出的信号是随时间连续变化的，这种信号称为模拟信号。计算机不能直接识别模拟信号，需要先将模拟信号转换成为计算机可以识别的数字信号，这个过程称为A/D（模拟/数字）转换。计算机用于A/D转换的专用器件称为A/D转换器或A/D转换卡。A/D转换器的常用参数是转换精度和转换时间。一般来说，转换精度越高、转换时间越短，得到的信号越精确。与A/D转换对应的逆转换称为D/A转换，是将数字信号转换为模拟信号。这种数字-模拟相互转换在计算机自动控制中有广泛应用。计算机中的声卡就是数字-模拟相互转换的器件。

测量系统原理如图 19－1 所示，传感器输出端接入直流放大器输入端口，放大器的输出端连接至计算机中的A/D转换卡，放大器由直流电源供电。

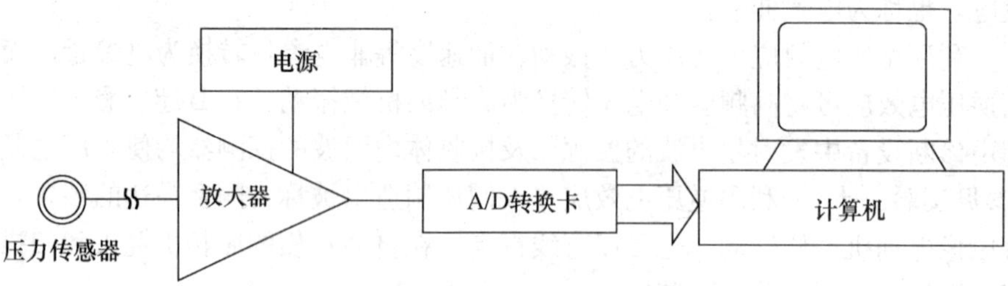

图 19-1 测量原理示意图

三、频谱及频谱分析

幅度大小不随时间变化的电压信号称为直流信号，而幅度大小随时间变化的电压信号称为交流信号。数学上可以证明：一个复杂的周期性交流信号可以分解为多个简单正弦（或余弦）信号的叠加。如果用 $x(t)$ 表示这个周期信号，则这个过程可以表示为

$$x(t) = A_0 + \sum_{n=1}^{\infty} A_n \sin(n\omega t + \varphi_n) \tag{19-1}$$

等号右端称为函数 $x(t)$ 的傅里叶级数。其中 A_0 为信号中不随时间改变的电压成分，即信号的直流分量。A_n、φ_n（$n=1$，2，3，…，∞）是一组常数，A_n 表示周期信号中频率为 $n\omega$ 的正弦（或余弦）成分的幅度大小。如果以频率为横坐标、以各频率成分的幅度值 A_n 为纵坐标画出一个信号的幅度-频率关系图，则此线状图称为该信号的频谱图，如图 19-2（d）所示，简称频谱。（19-1）式中的 ω 为该信号的基频，一般是该信号的主要成分，而信号中的其他频率成分是这个基频的整数倍 $n\omega$，（$n=2$，3，…，∞），依次称为二次谐频、三次谐频、…。各频率成分的系数（幅度）A_n 表示各频率成分在原始波形中的贡献，如果某个频率成分的幅度值为零则表明信号中不存在该频率成分。信号的波形不同，其频率成分及幅度大小也不同，所以通过比较各幅度值 A_n 的大小也可以判断不同信号的差异。例如下式表示的周期为 T 的方波

$$u(t) = \begin{cases} U & (0 < t < T/2) \\ -U & (-T/2 < t < 0) \end{cases} \tag{19-2}$$

可以展开为傅里叶级数，即一系列正弦函数的叠加

$$u(t) = \frac{4U}{\pi}\left(\sin\omega t + \frac{1}{3}\sin 3\omega t + \frac{1}{5}\sin 5\omega t + \cdots\right) \tag{19-3}$$

其中 $\omega = 2\pi/T$，如图 19-2 所示。

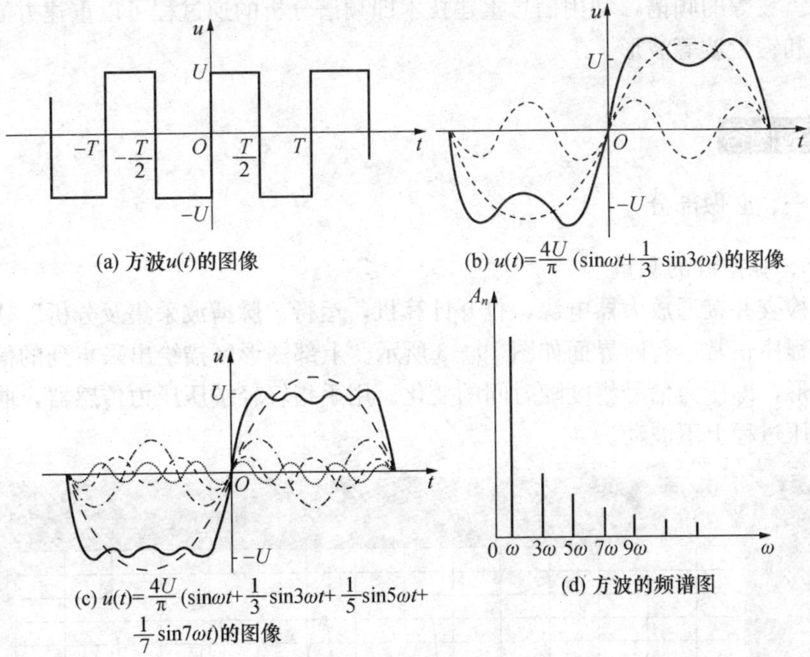

图 19-2　方波的频谱分析

由物理学中的振动合成、分解理论可以知道：复杂信号通过傅里叶变换可以分解成为若干正弦（或余弦）函数的叠加。反过来，如果将上述过程得到的各个频率的正弦（或余弦）函数重新叠加在一起，我们就可以重新得到原来的信号。叠加所用的频率成分越多，叠加信号的结果也越接近原来的信号，即用若干个不同振幅、不同频率的正弦波可以组成一个波形复杂的周期信号。

通常将信号进行分解或傅里叶变换的过程称为频谱分析，即频谱分析是将复杂信号中各种基本的正弦（或余弦）成分分离出来。得到组合成复杂信号的这些基本成分有助于研究人员进一步了解复杂信号的性质，这是现代科学一种常见的研究手段。在医学上各种人体信号的频谱分析可以用来进行不同层次的辅助性诊断。超声诊断、X 射线断层扫描（X-CT）等现代诊断技术在不同层次上都使用了频谱分析技术。本实验是用压电晶体传感器采集人体的脉搏信号、通过电子技术进行放大处理并用计算机技术对脉搏信号进行频谱分析，使同学在感性上了解一个完整的采样和信号处理过程。

信号的重建过程是信息处理的一个方面，是信号分解的逆过程。人们得到的信号在经过存储、分析和处理后，利用得到的信息将感兴趣的信号成分叠加，可构造出不同于原始信号的新信号，再经过显示（或打印）设备显示处理结果就是信号的重建。实验中利用“一维傅里叶变换”软件根据方波、三角波和锯齿波等的频谱，利用信号重建技术即频谱分析的逆过程可以重建方波、三角波和锯齿波等波形。

▶实验内容

一、必做部分

1. 脉搏波的测量

检查并接通放大器电源，打开计算机，运行“脉搏波采集及分析”软件。

程序正常运行时界面如图 19－3 所示。上部图形区描绘出采集到的信号时域图形，即压力信号幅度随时间的变化。用手指轻轻按压压力传感器，曲线将随按压过程上下波动。

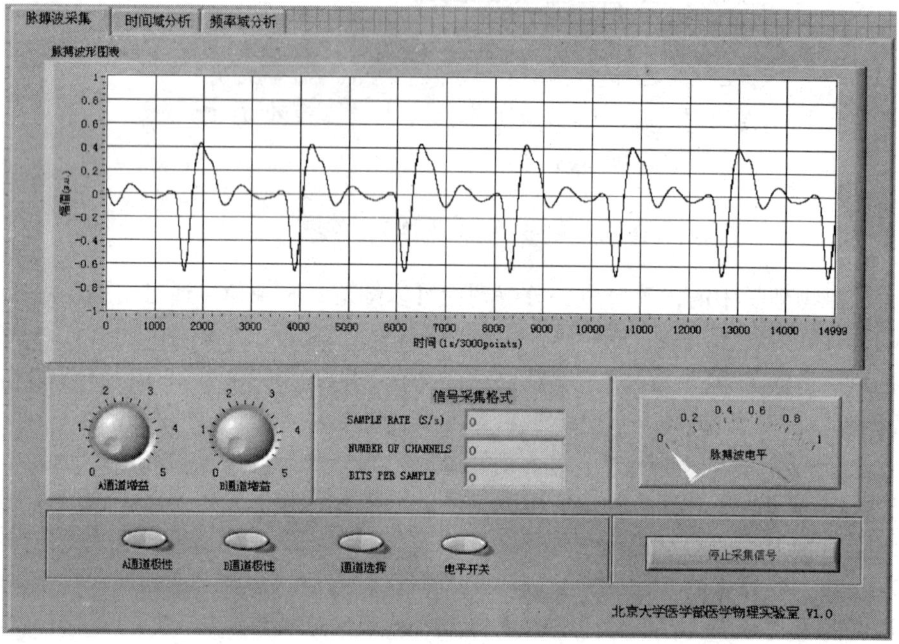

图 19－3 脉搏波采集操作界面

将传感器用医用胶布固定于手指内面或用适当恒定压力按压在桡骨远端动脉处（像听诊器一样轻按即可），如果位置及压力合适，在计算机上可以观察到实验者的脉搏波。用“A 通道增益”旋钮可调节脉搏波的幅度，用“A 通道极性”开关可设定信号的极性。当信号稳定时（各周期信号高度基本一致，且底部基本保持水平），点击“停止采样信号”按钮停止采集。在身体许多部位均可采集到脉搏波，但不建议测量他人颈动脉[1]。

2. 脉搏波的时域分析

点击“时间域分析”选项卡，进入时域分析界面（如图 19－4 所示）。移动左右两个游标选取要分析的区域（由于脉搏不是完全周期性变化，所以选取分析对象时应选取有代表性的一个完整脉搏周期）。选择过程中“时间域分析结果”区域可显示实验者的心率、频率、周期等分析结果。

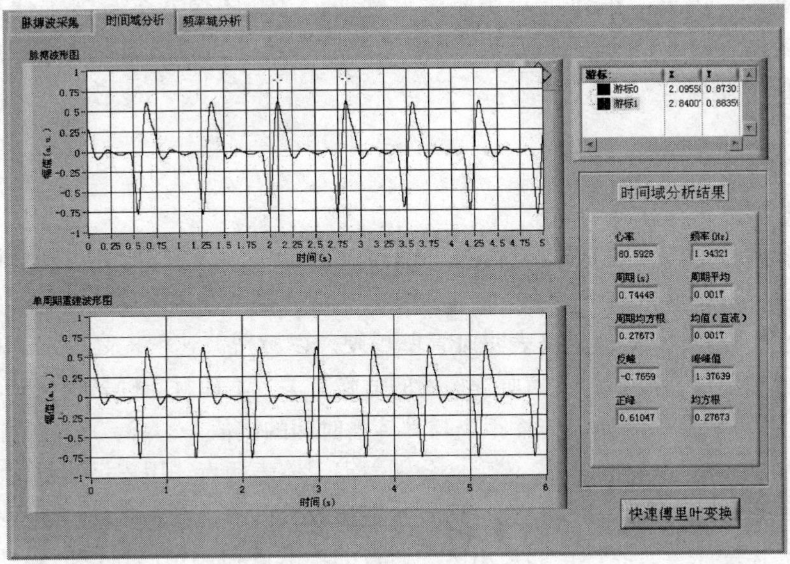

图 19－4　时间域分析操作界面

3. 脉搏波的频率域分析

点击“快速傅里叶变换”选项卡可对脉搏波进行快速傅里叶变换，结果显示于“频率域分析”界面。用频谱图上的图标可测量基频及各谐频的频率及振幅，据此写出脉搏波的傅里叶级数（如 19－3 式）并研究基频与心率的关系。

通过软件提供的低频滤波器滤除脉搏波中的某些高频频率成分，观察滤波后脉搏波频谱图及重建后的波形。对比滤波前后的频谱图及波形，对结果进行分析、讨论。

实验者做剧烈运动后，重复上述测量观察脉搏波及频谱成分的变化。记录或打印运动前后实验者脉搏波的时域图及其频谱图。

4. 一维与二维傅里叶变换

运行“一维傅里叶变换”软件。软件提供了正弦波、方波、三角波和锯齿波等标准波形。通过快速傅里叶变换可以得到上述各种波形的频谱。选择不同谐波或一定范围的谐波进行谐波重建可以观察该谐波的波形或该范围内各谐波叠加的波形。如选择基频及低频谐波，滤除信号中的高频谐波，可以观察若干个正弦波合成方波、三角波及锯齿波等标准波形的过程。也可以滤除信号中的基频及低频谐波，观察高频谐波叠加的波形。理解低通及高通滤波器的作用。

二维傅里叶变换可参见实验十五中的阿贝成像和空间滤波原理，其对象是各种图像，实验软件本身提供了一些图像，实验者也可自己绘制黑白图像（如类似于光栅的一组等间距的平行线，或类似于二维光栅的正交网格等）进行处理。进入二维傅里叶变换演示软件，打开图像并进行二维傅里叶变换，观察经过不同程度的高通或低通滤波后重建得到的图像，比较和解释这些图像的差异。

二、选做部分

脉搏波传导速度的测量

脉搏波传导速度 PWV（Pulse Wave Velocity）是指脉搏波由动脉的一个特定位置沿管壁传播至另一个特定位置的速率。是一个用来反映动脉弹性的非侵入性指标，PWV 值越高表明血管壁越硬。以脉搏波速度提高为标志的动脉硬度增加不仅与冠心病及脑血管疾病的危险有关[2]，而且与痴呆等认知功能有关[3]。PWV 等于脉搏波传播距离与其传播时间的比值。

测量方法：（1）将两个传感器分别固定于体表两点，用皮尺测量两点到心脏的距离并计算出距离差；（2）信号分别输入机箱的 A，B 通道，运行“脉搏波传导速度测量”软件；（3）用两个通道的增益旋钮调整脉搏波的幅度；（4）将两个游标分别置于两路波形的波峰处，计算出两路脉搏波传播的时间差；（5）由两测量点到心脏的距离差及脉搏波时间差可计算出脉搏波的传导速度。

根据测量的需要，传感器可置于身体不同的位置。如肱-踝动脉的脉搏波传导速度可反映大动脉和中动脉系统的弹性状态，是常用的评价动脉硬化的指标。脉搏波传导速度的正常值可查阅相关文献。

提示 1. 通过本次实验可以总结出实际信息采集及处理过程大致为：传感器采集信号，放大器对采集到的信号进行初步处理，信号转换，计算机处理和分析，信号重建。随着现代科学技术的发展，信号采集与处理技术有着许多重大变化，例如现在许多分析技术为了实时快速已经采用专门的硬件实现，甚至将传感器与处理器件集成在一起。

2. 信号的滤波处理是信号处理最常见的方法之一。将得到的信号频谱除去高频成分余下的部分则更能表达信息的主要成分，例如脉搏信息的基频反映了心脏跳动的频率。而略去其低频成分，剩下的高频成分在某种程度上反映了心血管（外周）的特性。信号滤波技术在信息分析及图像重建方面有着非常重要的地位。

思考题

1. 本实验所用压力传感器为酒石酸类压电晶体，其结构性质决定它对交流压力信号有较好的灵敏度。用本实验装置是否可以测量静态压力？假如不行，请通过网络查找可以使用的传感器？

2. 比较你和其他同学的脉搏波及其频谱，可能出现时域图（采集得到的幅度-时间曲线）上周期一致，但频谱图上有差别，你认为原因是什么？

3. 用频谱分析得到的频谱成分重建原始图形时，如果略去较多的高频部分重建图形与原始图形有什么变化？如果略去低频成分呢？

4. 由数学理论可知在频率域中基频的幅度最大，但实验中可以观察到脉搏波频谱中基频的幅度并不总是最大，你认为原因是什么？

5. 图像可以在电脑中以多种格式存储，其中BMP格式文件最大，将BMP文件压缩成数码相机常用的JPG格式，同样的图像文件所占用的存储空间将大为减小。这种压缩的数学基础是什么？解释压缩比例与图像质量之间的关系。

参考文献（FURTHER READING）

1. 湖南医学院主编. 生理学. 北京：人民卫生出版社，1981. 140-143.
2. Weber T，Auer J，O'Rourke M，et al. Arterial stiffness，wave reflections，and the risk of coronary artery disease［J］. Circulation，2004，109：184-189.
3. Hanon O，Haulon S，Lenoir H，et al. Relationship between arterial stiffness and cognitive function in elderly subjectswith complaints of memory loss［J］. Stroke，2005，36：2193-2197.

（王铭、高嵩）

实验二十　超声波特性研究

声波是一种弹性机械波，超声波是频率在 $2\times10^4\sim10^{12}$ Hz 的声波。超声波具有方向性好、穿透力强、易于产生和接收、探头体积小等特点，并且能够在所有弹性介质中传播，因此超声波广泛应用在生产和人们生活中。超声波可对介质产生机械作用，空化效应以及热效应和化学效应。超声波在医学领域有广泛应用，如我们熟知的使用B超、彩超等进行医学诊断，在治疗方面可用于体外碎石、理疗，肿瘤治疗，牙齿洁治等。其他方面的应用有：超声测距，超声测速，超声清洗，超声焊接，液体的乳化、水下探测，工业探伤等。

通过本实验可以了解利用压电效应产生脉冲超声波的原理和方法；分辨超声波的三种波型；了解超声波检查的基本原理和方法。

▶实验原理

一、超声波的产生

能将其他形式的能量转换成超声振动能量的方式都可以用来产生超声波。例如压电效应、磁致伸缩效应、电磁声效应和机械声效应等。目前普遍使用的是利用压电效应来产生和接收超声波。

某些固体物质，在压力（或拉力）的作用下产生变形，从而使物质本身极化，在物体相对的表面出现正、负束缚电荷，这一效应称为压电效应。通常具有压电效应的物质同时也具有逆压电效应，即当对其施加电压后会发生形变。超声波探头利用逆压电效应产生超声波，而利用压电效应接收超声波。

将产生和接收超声波的材料制成片状（晶片），并在其正反两面镀上导电层（如镀银层）作为正负电极。如果在电极两端施加一脉冲电压，则晶片发生弹性形变，随后发生自由振动，并在晶片厚度方向形成驻波，如果晶片的两侧存在其他弹性介质，则会向两侧发射弹性波。在晶片的振动过程中，由于能量的减少，其振幅也逐渐减小，因此它发射出的是一个超声波波包，如图 20 - 1 所示，通常称为脉冲波（如敲击玻璃杯时产生的声波）。波的频率与晶片的厚度有关，适当选择晶片的厚度，使其产生弹性波的频率在超声波频率范围内，则该晶片即可产生超声波。

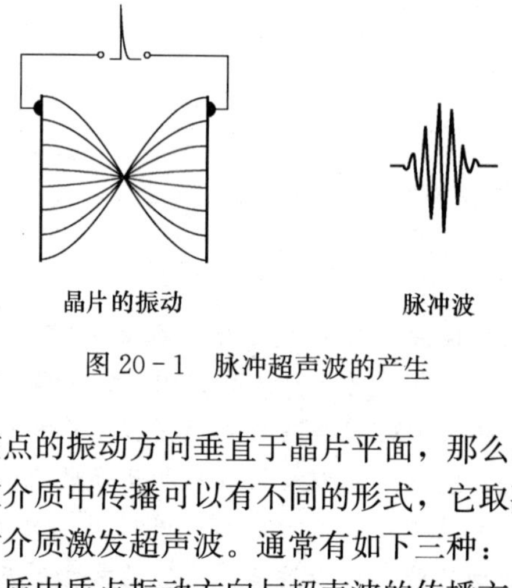

图 20 - 1　脉冲超声波的产生

如果晶片内部质点的振动方向垂直于晶片平面，那么晶片向外发射的就是超声纵波。超声波在介质中传播可以有不同的形式，它取决于介质可以承受何种作用力以及如何对介质激发超声波。通常有如下三种：

纵波波型。当介质中质点振动方向与超声波的传播方向一致时，此超声波为纵波波型。任何介质当其体积发生交替变化时均能产生纵波。纵波可在固体、液体中传播。

横波波型：当介质中质点的振动方向与超声波的传播方向相垂直时，此种超声波为横波波型。由于固体介质除了能承受体积变形外，还能承受切变变形，因此，当有剪切力交替作用于固体介质时均能产生横波。横波只能在固体介质中传播。

表面波波型：这是沿着固体表面传播的具有纵波和横波双重性质的波。表面波可以看成是由平行于表面振动的纵波和垂直于表面振动的横波合成，质点合成振动的轨迹为一椭圆，在距表面 1/4 波长深处振幅最强，随着深度的增加很快衰减，实际上离表面一个波长以上的地方，质点振动的振幅已经很微弱了。

二、超声波探头

在超声波分析测试中，是利用超声波探头产生脉冲超声波的。常用的超声波探头有直探头和斜探头两种，其结构如图 20－2 所示。探头通过保护膜或斜楔向外发射超声波；吸收背衬的作用是吸收晶片向背面发射的声波，以减少杂波；匹配电感的作用是调整脉冲波的波形。一般用直探头产生纵波，用斜探头产生横波或表面波。

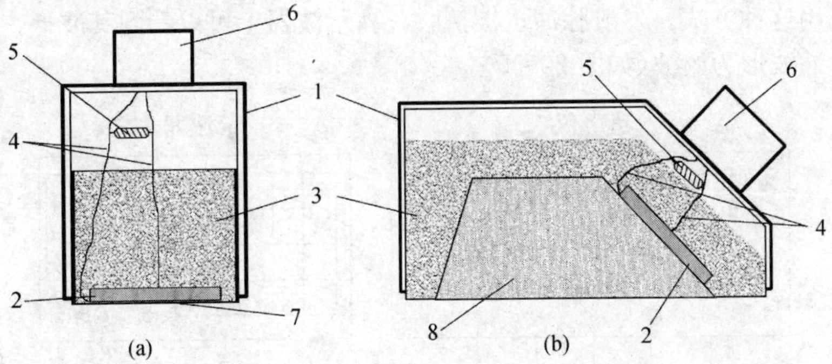

1. 外壳， 2. 晶片， 3. 吸收背衬， 4. 电极接线， 5. 匹配电感， 6. 接插头， 7. 保护膜， 8. 斜楔

图 20－2 直探头（a）和斜探头（b）的结构

在本实验中，还使用了一种可变角探头，如图 20－3 所示。其中探头芯可以旋转，通过改变探头的入射角 θ，得到不同折射角的斜探头。当 $\theta=0$ 时成为直探头。

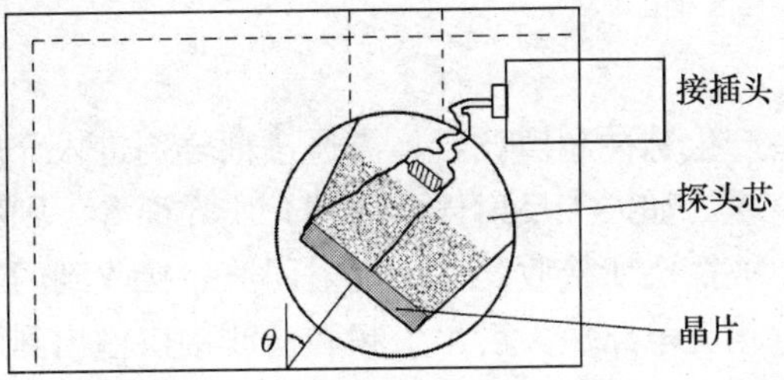

图 20－3 可变角探头示意图

▶实验仪器

JDUT-2 型超声波实验仪由同步电路，发射电路，接收电路，放大衰减电路，显示电路等电路模块组成(原理框图见附录 1)。在仪器面板上有衰减调节按键，用来调节反射回波的电压幅度；超声仪的发射接口与探头连接，并向探头发射 400 V 的高压脉冲，用来激发超声波；仪器面板上射频、检波接口与示波器的 CH1、CH2 通道连接，以射频或检波方式在示波器上显示探头接收到的反射回波；触发接口与示波器的外触发（TRG）相连，使超声的发射信号与示波器扫描同步。

注 意

发射接口只能与接收接口或探头相连，而不能与超声仪的射频、检波、触发，或者示波器的 CH1、CH2、TRG 相连；否则会损坏仪器！

实验中所使用的探头既可以用来发射超声波，又可以用来接收超声波，因此仪器面板上发射接口和接收接口被连接起来，仪器连接方法如图 20－4 所示。采用这种方式，发射脉冲也被接收，在示波器上可以看到其波形，我们称发射脉冲波形为始波(如图 20－5)。

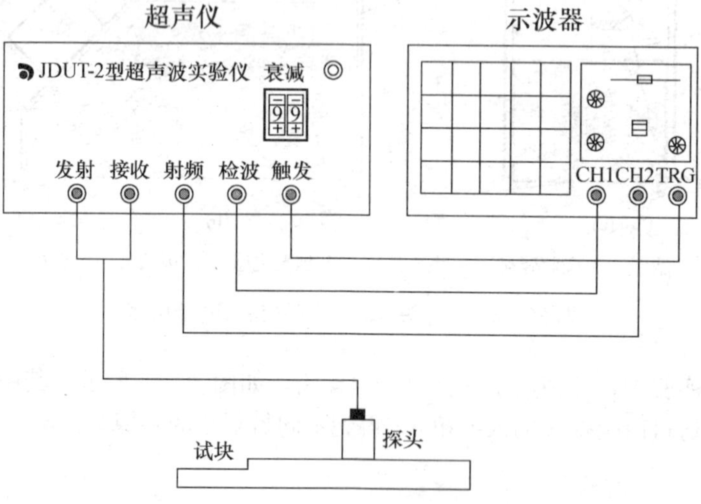

图 20－4　仪器连接示意图

当超声波探头产生脉冲超声波后，需通过耦合剂进入介质。如果在传播的路径上遇到介质畸变，如人工反射体、两种介质界面等，则部分声波会沿原来的路径反射回去，被探头所接收，称为反射回波。接收到的超声信号被探头转换成电信号，通过相关电路放大后由射频和检波接口输出到示波器，在示波器上以射频方式或检波方式显示出来，如图 20－5 所示。回波在示波器扫描线上的位置对应于超声波在探头与反射体之间的往复传播的时间，回波的振幅与反射体的大小及材料性质有关。

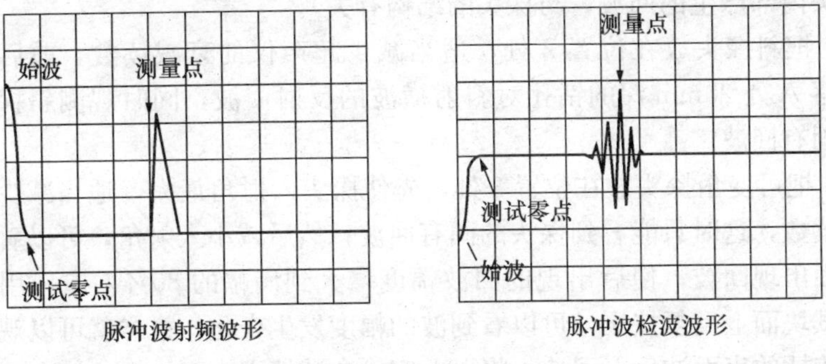

图 20-5 脉冲波传播时间测量

提示 从图 20-5 射频方式可以看出，脉冲波的振幅并不是一开始就很强，而是由小变大，然后变小；其主要原因是晶片振幅的初始值为 0。脉冲波可以看成由许多个频率在一定范围内连续变化的平面波叠加而成，其频谱具有一个中心频率（峰值频率）和一定的频带宽度。通常在脉冲波测试中所说的频率就是指的中心频率。在使用脉冲超声波的过程中，对脉冲波传播时间的测量有两种方法：1. 对于射频输出的脉冲波，测量其脉冲峰值对应的时间；2. 对于检波输出的脉冲波，测量其前沿对应的时间。如图 20-5 所示。两种方法测量得到的绝对时间有微小的差值，因此通常情况下，需要校准探头的测试零点。探头发射声波的绝对零点到测试零点的时间差一般称为探头的延迟（或延迟时间）。

▶实验内容

一、必做部分

1. 观察反射回波

(1) 如图 20-6 所示，把直探头放在位置 1 处，观察试块底面对纵波反射

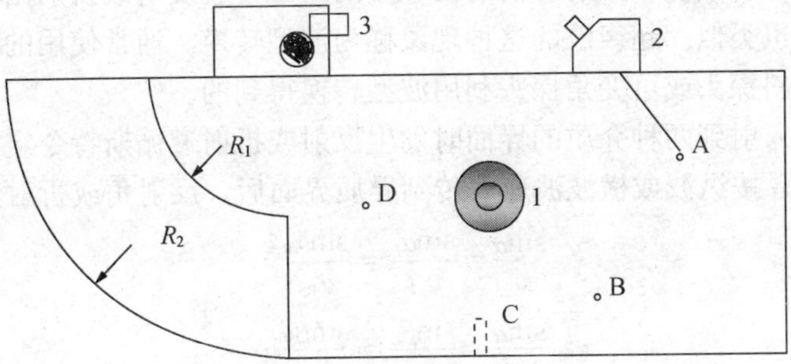

图 20-6 观察反射回波

的多次反射回波（反射底波），多次回波是部分超声波在平行的两个界面之间来回反射的结果；同时观测直探头始波附近的固有回波（也称结构回波：超声波在探头内部产生的回波，与探头的结构有关）。

(2) 把斜探头放在位置 2 处，适当减少超声仪的衰减读数，前后移动探头，观察 A 处 20mm 深的钻孔对斜射横波的反射回波，同时观测斜探头始波附近的固有回波。

(3) 把可变角探头放在位置 3 处，先使探头入射角最大，适当减少超声仪的衰减读数，这时只能看到探头的固有回波；然后减小入射角，可以看到在固有波后面出现回波；使后出现的回波幅度增大到满幅的 80%左右，用手在探头前方试块面上反复按压，可以看到波的幅度发生变化。这样就可以观察沿试块表面传播的表面波反射回波。将以上实验参数填入表 20－1。

表 20－1

	超声仪衰减读数	示波器衰减读数	第一次回波幅度（格数）
纵波			
横波			
表面波			

注 意

1. 示波器应选择外触发方式。
2. 回波幅度受超声仪衰减，示波器衰减及探头位置的影响，首先应调节探头位置，使回波幅度最大，然后适当调节超声仪衰减，要求被测信号幅度不超过 2V。在此前提下调节示波器衰减（可用微调）使回波幅度增大到满幅的 80%左右。

2. 观察波型转化过程

当超声纵波或横波入射到两种介质的界面上时，如果两种介质都是固体或其中之一是固体，一般情况下在发生反射和折射的同时会反射和折射出另一种波型。例如入射纵波在反射和折射出纵波的同时，会反射或折射出横波。对于横波，情况也类似。超声波的这种现象称为波型转换。通常使用的横波和表面波都是通过斜探头或可变角探头利用波型转换得到的。

超声波入射到两种介质的界面时发生反射或折射遵循斯特令定律：当超声波以入射角 α 按纵波或横波波速 v 传到异质界面后，反射角或折射角满足：

反射：
$$\frac{\sin\alpha}{v}=\frac{\sin\alpha_L}{v_{1L}}=\frac{\sin\alpha_S}{v_{1S}} \tag{20-1}$$

折射：
$$\frac{\sin\alpha}{v}=\frac{\sin\beta_L}{v_{2L}}=\frac{\sin\beta_S}{v_{2S}} \tag{20-2}$$

其中 α_L 和 α_S 分别是纵波反射角和横波反射角；β_L 和 β_S 分别是纵波折射角和

横波折射角；v_{1L}和v_{1S}分别是声波在第 1 种介质中的纵波声速和横波声速；v_{2L}和v_{2S}分别是声波在第 2 种介质中的纵波声速和横波声速。

在斜探头或可变角探头中，超声波以纵波经有机玻璃入射到铝质试块中，如图 20－7 所示。由于有机玻璃中声速 v 小于铝中横波声速 v_S，而铝中横波声速 v_S 又小于纵波声速 v_L。因此，当入射角 α 大于$\alpha_1=\sin^{-1}(v/v_L)$时，铝介质中只有折射横波；同理，当入射角 α 大于$\alpha_2=\sin^{-1}(v/v_S)$时，铝介质中既无折射横波，也无折射纵波，可能形成表面波或发生全反射。

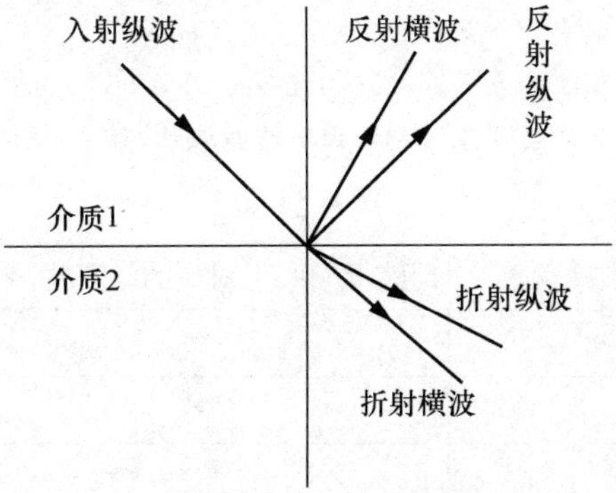

图 20－7　波型转化

把可变角探头放在图 20－6 位置 3 处，调节入射角为 45°左右，并使探头的入射点（超声波进入被测试块的位置）基本与试块两圆弧圆心重合，适当调节超声仪衰减。当超声波传入试块后，声波可以同时被 R_1 和 R_2 两个圆弧面反射，在示波器上可以看到反射回波 F_1 和 F_2，适当移动探头，使 F_1 和 F_2 回波幅度同时最大，如图 20－8 所示。由于声波在探头与两个圆弧间往复传播的距离差是固定的，因此反射回波 F_1 和 F_2 对应的时间差（t_2-t_1）仅与声速有关。

a. 把可变角探头的入射角调整为 0，使超声波入射在试块两个圆弧 R_1 和 R_2 的下部边缘，观察反射回波，测量反射回波 F_1 和 F_2 对应的时间差（t_2-t_1），确定其波型。

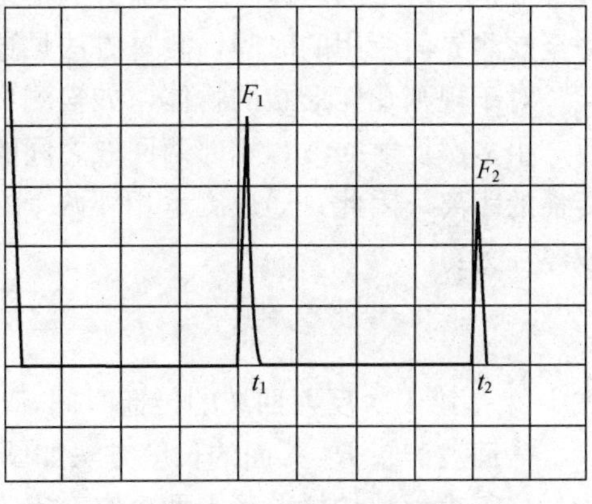

图 20－8　R_1、R_2 圆弧对超声波的反射

b. 适当减少超声仪的衰减读数，增大可变角探头入射角，注意回波幅度的变化。当入射角达到某一值后，纵波的幅度会减小，在其后面又会出现两个回波，并且幅度

不断增大。适当移动探头，使 F_1 和 F_2 回波幅度同时最大，测量新出现的两个回波对应的时间差，确定其波型。

c. 可变角探头入射角增加到某值时，纵波消失，只剩横波；继续增加可变角探头入射角（适当减少超声仪的衰减读数），横波幅度减弱并消失，在此过程中又会出现两个回波。向后移动探头，两个回波随之移动，但间距不变。用手按压探头前方试块表面，回波幅度会下降），测量其时间差，确定波型。将以上实验参数及测量结果填入表 20－2。

注 意

已知试块中纵波、横波和表面波的传播速度分别是 6 270 m/s，3 100 m/s 和 2 900 m/s，由三种波型测量得到的时间差可判断出现的回波是纵波、横波或者表面波。

表 20－2

	超声仪衰减读数	回波 F_1 和 F_2 对应的时间差 (t_2-t_1)/s	对应的波型
项目 a			
项目 b			
项目 c			

3. 超声测长实验

长度的测量是超声波测量的主要内容之一。一般在超声波测长中，被测物体首先必须是各向同性的，同时物体必须有规则的反射面。如果已知物体的声速，通过测量时间，则可计算物体的长度。

利用反射回波进行测长时，测量公式如下：

$$L=\frac{v(t-t_0)}{2} \tag{20-3}$$

其中 v 是试块中的声速，t_0 是探头的延迟（指脉冲波从压电晶片经探头内部传播至被测界面所用的时间，测量方法见选做部分），t 是反射回波的传播时间。

对于规则几何形状的物体，如被测试块，其宽度方向和厚度方向的界面可以产生多次反射回波。相邻两回波之间的时间差对应于超声波在两界面间往复传播的距离。因此，通过测量相邻两个回波之间的时间差，可计算试块的宽度或厚度为：

$$L=\frac{v(t_2-t_1)}{2} \tag{20-4}$$

式中 t_1 是第 1 次反射回波的传播时间，t_2 是第 2 次反射回波的传播时间。

表面波测量 R_2 弧面的长度方法如图 20－9 所示，出现的两个反射回波分别对应于表面波传播路径上两个突变点 B_1 和 B_2。

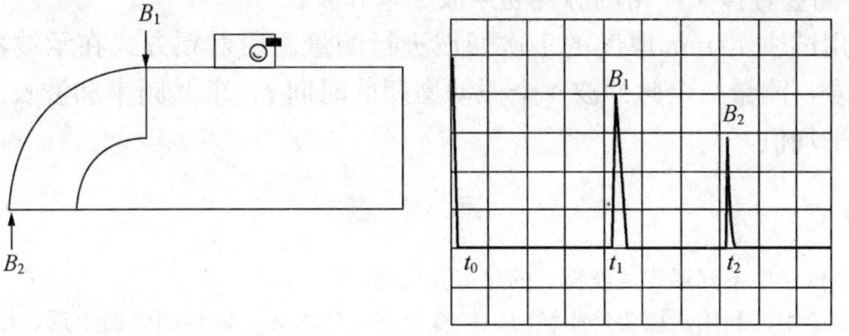

图 20-9　表面波测长

利用纵波测量试块的宽度和厚度，然后利用表面波测量 R_2 弧面的长度。将实验参数及测量结果填入表 20-3。

表 20-3

项目	$v/\mathrm{m\cdot s^{-1}}$	超声仪衰减读数	$(t_2-t_1)/\mathrm{s}$	L/m
试块的宽度	6 270			
试块的厚度	6 270			
R_2 弧面的长度	2 900			

二、选作部分

1. 测量直探头和斜探头的延迟

超声波在晶片到被测界面这段距离往复传播的时间称为探头的延迟。由于探头的延迟使距离的测量出现误差，因此需要测量探头的延迟时间。

(1) 测量直探头的延迟

考虑直探头对试块底面产生的 1 次底面回波和 2 次底面回波的时间分别为 t_1、t_2。令 Δt 为探头的延迟时间，t 为超声波在试块内往复 1 次的时间，则 $t_1=t+\Delta t$，$t_2=2t+\Delta t$，探头的延迟时间 Δt 为

$$\Delta t = 2t_1 - t_2 \tag{20-5}$$

利用试块 60 mm 的厚度方向进行测量。多次测量，求平均值。

(2) 测量斜探头的延迟

把斜探头放在试块上，使探头的斜射声束能够同时入射在 R_1 和 R_2 圆弧面上。适当移动探头使在示波器上同时观测到两个弧面的回波 B_1 和 B_2 为最大。测量它们对应的时间 t_1 和 t_2。由于 $R_1=2R_2$，因此斜探头延迟的计算同 (20-5) 式。多次测量，求平均值。

2. 测量直探头产生的脉冲超声波频率和波长

利用试块 40 mm 厚度的 1 次回波进行测量。用射频方式在示波器上显示回波信号，测量一个脉冲波 4 个振动周期的时间 t，求其频率和波长。多次测量，求平均值。

思考题

1. 在试块中不同形式（波型）的超声波如何产生?

2. 实验中，利用斜探头产生横波。斜探头产生的横波入射到圆弧面上后，反射波为何种波型?

3. 很多动物可以发射超声波，用来探测周围的情况，海豚就有此功能。请问海豚接收到的超声波是横波还是纵波？如果海豚用超声波探测鱼群位置，它可能用连续波还是脉冲波?

附录 1 超声仪原理框图

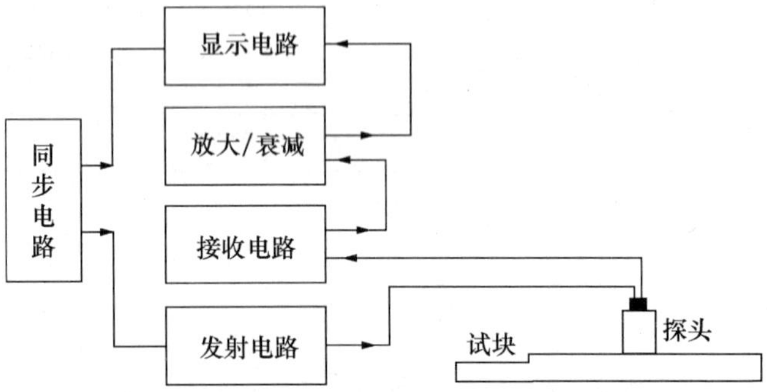

图 20-10 超声仪原理框图

附录 2 B 超原理简介

临床上使用的 B 型超声波诊断仪能得到人体内部脏器的二维断层灰度图像，获得脏器的位置、形态和性质的有关信息，并且能对运动脏器进行实时动态观察。B 超使用的超声换能器由一组线性排列的压电晶片构成，在计算机控制下各晶片依次发射超声脉冲，由于体内不同组织和脏器的声阻抗不同，超声波在传播路径上各界面处形成不同的反射波。脏器发生形变或有异物时，由于形状、位置和声阻抗的变化，回波的位置和强弱也发生改变，脉冲回波信号经接收电路处理后送入计算机以辉度形式显示在屏幕上，回波信号越强，荧光屏上对应点的辉度越亮。每一个晶片发射的超声脉冲会形成一系列的不同强度的反射回波，这些回波以不同辉度的光点按回波的时间顺序显示在屏幕上，当线性排列的压电晶片依次发射超声脉冲便得到人体内部脏器的二维断层灰度图像。图像与人体的解剖结构极其相似，能直观地显示脏器的大小、形态、内部结构，并可将实质性、液性或含气性组织区分开来，临床上可以根据超声图像进行诊断。

B 超获得的是灰度图像，临床上还在广泛使用一种被称作“彩超”的彩色多普勒血流成像仪，它是实时血流测量技术与二维 B 超成像技术的结合。血流测量技术的物理基础是多普勒效应，对于运动的测量对象，反射波的频率会发生偏移，频率的升高或是降低的程度决定于被探测物相对声源的运动方向和速度。“彩超”使用一高速相控阵扫描探头进行扫查，以实现解剖结构与血流状态两种显像。探头接收到的信号分为两路：一路经放大处理后按回波强弱形成二维灰度解剖图像；另一路对扫描全程作多点取样，进行多普勒频移检测，信号经自相关技术处理，并用彩色编码将血流方向及流速等信息叠加在解剖图像上。彩色显像的三个基色红（R）、绿（G）、蓝（B）分别表示血流流向探头的正向血液流速（R）、离开探头的反向血液流速（B）和方向复杂多变的湍流（G）。而血流速度越大处彩色越鲜亮，速度缓慢处彩色较暗淡，故由彩色的类型、鲜亮程度即可了解血流的状况。这种彩色血流信号显示在相应的二维灰度图像的液性暗区内，既能观察解剖部位、腔室形态大小，又能观察内部血流活动状态，如血流速度、平均速度、加速度、血流量和回波强度等多种指标。彩色多普勒血流成像装置是诊断心脏病的先进工具之一。

参考文献 (FURTHER READING)

1. 北京交通大学工科物理基地. JDUT-2 型超声波实验仪实验教学指导书.
2. 胡新珉主编. 医学物理学. 第 6 版. 北京：人民卫生出版社，2004.

（孙大公）

实验二十一　血液黏度的测量

1616 年在没有发现毛细血管网的情况下，哈维（W. Harvey）根据已有的解剖结果和自己的实验及推理，认为血液在人体内是循环运行的。血液循环假说在他逝世 4 年后由马尔皮基（M. Malpighi）通过显微镜发现毛细血管网而得到证实。此后，泊肃叶为研究血液的流动，得到牛顿流体在长直刚性圆管中的流量与圆管两端的压强差和圆管半径 4 次方的乘积成正比，而与流体黏度和圆管长度的乘积成反比的定量关系，这一关系被称为泊肃叶定律。现在我们已深刻认识到血液循环的重要性，而血液黏度是影响血液循环的重要因素之一。虽然血液在血管中流动的情况远比牛顿流体在刚性圆管中的流动复杂，但由泊肃叶定律仍然可以定性地看到，血液黏度上升将引起血液流量下降，为保证机体的血液供给，心脏必须提供更高的压强，这将导致高血压病的形成。因此，血液黏度测量是评价血液循环状态的一个重要直观指标。本实验将介绍血液的流动性质以及非牛顿流体的黏度特性及测量方法。

▶实验原理

一、血液的流动特性

血液在心脏的推动下，在体内血管网内不断循环流动。把各种营养物质和氧运送到全身各组织细胞，又将各种代谢产物和二氧化碳通过排泄器官排出体外，同时血液还有免疫和生理止血功能，对保持机体的正常生理状态有着重要的作用。因此血液在体内血管网中的流动状态就成为值得关注的一个问题。影响血液流动的一个重要因素就是血液的黏度。高血压缺血性疾病甚至癌症等虽有诸多致病因素，但均与血液黏度异常相关。

很久以来血液一直被当作牛顿流体处理，即流体受到的切应力 τ 与切变率 $\dot{\gamma}$ 成正比，比例系数为流体的黏度 η。用公式表示为

$$\tau = \eta\dot{\gamma} \tag{21-1}$$

上式称为牛顿黏滞定律。满足这一关系的流体称为牛顿流体。对于牛顿流体，流体黏度是不随切应力和切变率变化的常数。随着科学技术的进步，人们设计出了许多新型的黏度计，对于切应力和切变率的相互关系进行了更精确的测定。到 20 世纪 60 年代，人们发现血液、高分子溶液等一些流体的黏度不是一个恒定值，而与切变率有明显的依赖关系。我们把不满足牛顿黏滞定律的流体称为非牛顿流体，其切应力与切变率之间不再呈线性关系，如图 21－1 所示。图中 1、2、3 表示非牛顿流体的流动曲线，它们分别对应塑性流体、剪切稀化流体及剪切稠化流体；4 为牛顿流体的流动曲线。通常用“表观黏度”来描述非牛顿流体在某一切变率下的黏度大小，表观黏度的定义为

$$\eta_a = \frac{\tau}{\dot{\gamma}} \tag{21-2}$$

血液表观黏度随切变率变化的关系如图 21－2 所示。在低切变率下血液黏度较高，这主要是由于红细胞聚集的影响，当切变率逐渐升高时，红细胞聚集体在切应力作用下逐渐解聚成为单个红细胞，血液黏度逐渐降低。因此，血液是一种剪切稀化的非牛顿流体。血液的非牛顿特性取决于血液组成的复杂性。

血液由红细胞、白细胞、血小板和血浆组成，全血 pH 在 7.35～7.45 之间，血浆约占血液总体积的 55%。血浆中水占 91%，蛋白质占 7%，其他有机物和无机物各占 1%。对血浆力学性质影响最大的是各种蛋白质，其中白蛋白分子量最小，约 69 000，含量最多，主要作用是调节血浆容量及 pH 值，球蛋白种类多，分子量在 35 000～1 000 000 之间，主要参与各种反应。血纤维蛋白原分子量达 1 300 000，含量最少，在凝血过程中起作用。

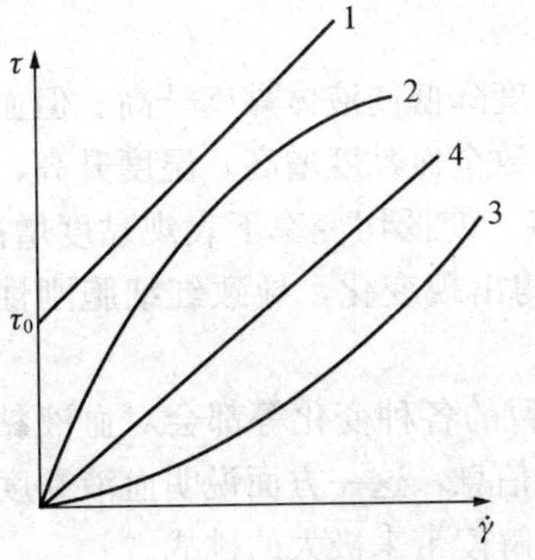

图 21－1　非牛顿流体的流动曲线

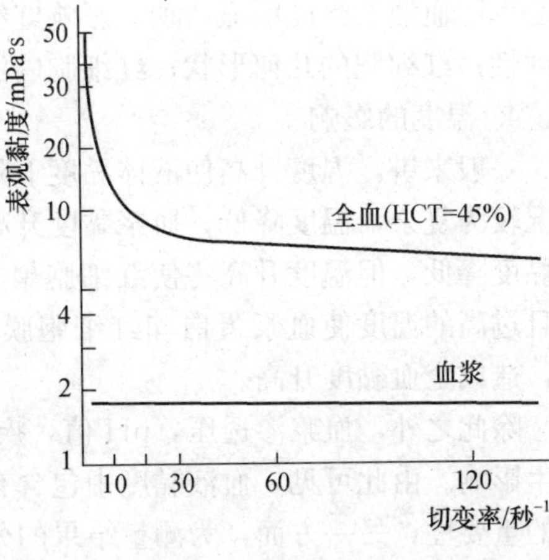

图 21－2　血液黏度随切变率的变化关系曲线

血液的非牛顿性质意味着血液快速流动比慢速流动更为容易。这有利于血液的循环。

二、影响血液黏度的因素

1. 血浆的黏度

血浆一般被认为是牛顿流体，影响血浆黏度的主要因素是温度和血浆组分，其中纤维蛋白原对黏度的影响最大，它使血浆黏度比血清高约 20%。病理情况下，如创伤、手术、急性感染导致球蛋白浓度增加，也可使血浆黏度增高。正常血浆的黏度随温度的升高而下降。

2. 细胞压积

细胞压积是血液中细胞所占的体积比。血细胞中，红细胞约占 95%，随着红细胞压积（HCI）增高，流动所需的能量增加，表观黏度随之增高。另一方面，红细胞数量增多，低切变率下红细胞间更容易发生聚集，彼此连接，构成网状结构，也使低切变率下表观黏度增高。临床上原发性红细胞增多症、肺心病、高山病等病人的红细胞压积明显增高，这些病人的血液黏度比健康人明显增高，尤其在低切变率下表观黏度更是明显增高。白细胞和血小板对血液黏度的影响不明显，但在白血病情况下白细胞数量增加，白细胞的刚性大于红细胞，这时白细胞对血液黏度的影响增大，血液黏度增高。

3. 红细胞变形性

正常红细胞具有良好的变形性，在流场中，红细胞会由圆形变为椭圆形，而其长轴平行于流线方向，这种变化有利于降低血液流动的阻力。红细胞良好的变形性使血液在较高切变率时表观黏度降低。如果红细胞变形性下降，则高切变率下血液的黏度明显增加。影响红细胞变形性的主要内因包括红细胞膜的黏弹性；红细胞的几何形状；红细胞内液黏度等。

4. 温度的影响

一般来讲，温度升高使液体黏度下降，温度降低使液体黏度升高。但血液情况较为复杂，温度降低，血浆黏度升高，导致全血黏度增高。温度升高，血浆黏度降低，但温度升高将使红细胞聚集增多，使低切变率下表观黏度增高，而且过高的温度使血浆蛋白和红细胞膜蛋白均出现变化，导致红细胞刚性增加，造成全血黏度升高。

除此之外，血浆渗透压，pH 值，疾病导致的各种变化等都会对血液黏度产生影响。由此可见，血液黏度中包含有多种信息，这一方面说明血液黏度测量的重要性，另一方面，为测量结果的分析、解读带来极大的挑战。

三、非牛顿流体黏度的测量方法

目前，国内外用于血液黏度测定的方法主要分两大类：一类是毛细管黏度测定法（参见实验十）；另一类是旋转式黏度测定法。血浆基本属牛顿流体，其黏度与切变率关系不大，因此，毛细管黏度测定方法只适用血浆黏度的测定。若要测量血液在不同切变率下的表观黏度，就必须使用旋转式黏度计。

常用的旋转式黏度计有圆筒式黏度计、锥板式黏度计两种。圆筒式黏度计的结构如图 21－3 所示，由两个长度为 L 的竖直同轴圆筒组成，外圆筒内半径为 R_1，与可调速电动机相连，可以一定角速度 ω 旋转。内圆筒外半径为 R_2，它基本不动，悬挂于一根纤细的钢丝下。测量时，血液等被测液体放在两圆筒之间的环状空间中，外圆筒旋转，引起血液作切向层流，切应力通过血液层向内圆筒传递，使悬挂于细钢丝下的内圆筒产生剪切扭矩 T。只要知道旋转角速度以及所产生的扭矩大小就可以计算出被测液体所受的切应力和产生的切变率分别为

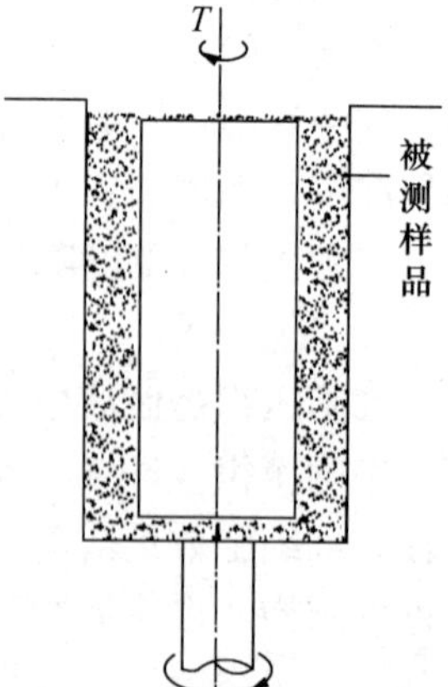

图 21－3 圆筒式黏度计

$$\tau = \frac{T}{2\pi R_1^2 L} \tag{21-3}$$

$$\dot{\gamma} = \frac{2\omega R_2^2}{R_1^2 - R_2^2} \tag{21-4}$$

利用（21－2）式即可计算出被测液体的表观黏度，黏度的国际单位为帕斯卡·秒（Pa·s）。

锥板式黏度计由共轴的一平面圆板和在其上方的一个圆锥体组成，两者的半径都是 R，锥体的顶点向下与平板相接触，且锥体与平板表面之间的夹角很小（一般小于 4°）。平板以已知的角速度旋转，上面的锥体基本不动，被测液体充满在锥体与圆板之间的狭窄间隙中，旋转的平板通过被测液体在锥体上产生扭矩，测量该扭矩就可以计算出被测液体的表观黏度。

旋转式黏度计共同的特点是：一、能在不同角速度下提供不同的切变率，而且被测液体各部分的切变率基本一致。使被测液体处于接近恒定的切应力或恒定的切变率作用下，作定常流动；二、这些仪器能精确地提供低切变率，因为血液的非牛顿流体特性在低切变率下才能充分表现出来。由于锥板式黏度计所需样品量少，临床检测血液黏度多采用锥板式黏度计。

提示 临床上还使用下列几种表达方式描述血液黏度

1. 相对黏度（relative viscosity）：是指两种黏度的比值，故为一无量纲的量。血液的相对黏度是全血黏度与血浆黏度的比值。

2. 还原黏度（reduced viscosity）：是全血黏度与红细胞压积的比值。还原黏度实际是指红细胞为100％时的血液黏度，这样可排除红细胞压积因素对血液黏度的影响，便于分析其他因素对血液黏度的影响。

3. 比黏度：是指被测液体的黏度与标准参照液黏度的比值，通常以水或生理盐水作标准参照液，全血或血浆比黏度是全血或血浆黏度与水黏度的比值，比黏度也是一无量纲的量。

▶实验内容

一、必做部分

1. 将抗凝的新鲜兔血分装置离心管中，放入离心机，在 4 000 转/分下离心 5 分钟。

2. 取出离心管，将上层血浆与下层血细胞用吸管取出，分别置于两只烧杯中待用。

3. 取两只试管，用定量加样器分别吸取血浆和血细胞放入试管，配制血细胞压积分别为 30％和 60％的两种全血样品待测。

4. 将旋转式黏度计恒温装置设定在37℃，切变率范围设定在5～200 s^{-1}。将样品摇匀，依次用定量加样器分别取压积为30%、60%的两种血样品各1 ml加入黏度计中测量黏度（参见仪器使用说明）。

5. 记录30%，60%压积的两种全血和血浆样品在不同切变率下的黏度，对测量结果进行分析、讨论。

二、选做部分

取部分上述血样分别加入不同量的戊二醛溶液，使红细胞硬化，制成不同硬化程度的红细胞血样品，加入黏度计中测量其黏度，并与正常红细胞的测量结果进行比较。

思考题

1. 在体内运行的血液的黏度与在体外测量到的血液黏度是一样的吗？
2. 如果用毛细管法测量所得结果如何解读？

（孙大公）

实验二十二　红细胞变形性的测量

红细胞是血液的重要组成成分之一，其主要生理功能是运输 O_2 和 CO_2，人体红细胞正常形态是双凹圆盘形，占血液的体积百分比大约45%，正常红细胞具有可变形性，红细胞变形性的好坏对血液循环、物质交换影响重大，其变形性的测量具有重要意义。本实验的目的在于了解红细胞变形的概念和生理意义以及测量红细胞变形性的原理和方法。

▶实验原理

一、红细胞的变形性及其对血液循环的影响

红细胞在静止状态下与在流动环境中具有不同的形态，静止状态下人体正常红细胞直径约为8 μm，呈双凹圆盘形；在流场中受到切应力作用会变为椭圆形，其长轴与流向平行，外力去除后又恢复为双凹圆盘形。在毛细血管中它们能根据流场和血管的粗细来改变自己的形状，如子弹头形、降落伞形等。

红细胞的变形性在血液循环中起着重要作用。首先，由于正常红细胞具有良好的变形性，在流场中红细胞变为椭圆形，其长轴平行于流场方向取向，使

得血液在流动过程中的流动阻力比不变形的细胞要小，如果红细胞变形能力降低，将导致血液高切变率下黏度增高，从而增加血液的外周阻力，影响组织和器官的血液供应。而且，可变形的红细胞膜在流场的剪切作用下围绕细胞质运动，其运动形式像“坦克履带”一样滚动。这种运动将外部流场的速度梯度传递到细胞内的血红蛋白溶液，从而使血液流动的内摩擦力减小，血液表观黏度下降，同时也有利于 O_2 和 CO_2 与血红蛋白的结合。

红细胞变形能力的强弱直接影响血液的微循环灌注。血液在细管中流动时，正常红细胞受到一指向轴心的力，驱使红细胞向管轴区域迁移，使管壁附近红细胞减少，甚至形成不含红细胞的血浆层，从而使管道内血液流动阻力减小，研究发现，只有可变形的红细胞才能向轴迁移，而硬化的红细胞无此效应。由于血细胞在血管截面上的不均匀分布，当血液流经血管分支处时，血浆倾向于流入小侧支，使侧支血管内红细胞压积变小，毛细血管内红细胞压积仅有 10%左右，有效降低了血液的流动阻力，这样有利于气体和物质的交换。

红细胞变形性不仅影响新生红细胞从骨髓到循环血液的细胞释放过程，而且决定衰老红细胞及病变红细胞从血液中被清除的过程。未成熟红细胞有细胞核，变形性较差，不易通过骨髓窦的裂隙进入血液；而红细胞在衰老过程中的一系列变化，如细胞膜组分的变化，血红蛋白浓度的升高等，会使红细胞变形性变差。病态红细胞，如红白血病、遗传性球形红细胞增多症等，其红细胞变形性下降。研究表明脾脏在清除老化和病态红细胞方面起着重要作用，脾索的开口仅 0.5 μm，正常的红细胞可以顺利通过，变形性差的红细胞则被扣押和破坏。红细胞的寿命与其变形性之间有很好的相关性，变形性越差，红细胞寿命越短。

许多因素可以影响红细胞的变形性，首先是红细胞本身的特性决定其变形能力，主要包括红细胞膜的黏弹性；红细胞的几何形状；红细胞内液黏度。黏弹性指黏性和弹性，弹性是固体的性质，指细胞可在外力的作用下变形，并在外力撤除后恢复原态；而黏性描述的是液体的性质，它使变形的过程与时间相关，变形的发生滞后于力的作用。由于红细胞特殊的结构，使其具有双重性质。红细胞膜由脂双层和骨架蛋白共同构成，脂双层中脂分子处于液晶状态。液晶状态是介于固态与液态之间的状态，其分子间作用力小于固态分子间作用力而大于液态分子间作用力，分子间既有序又有一定的流动性。膜脂的组成成分，脂分子中脂肪链的长短、不饱和的程度等都影响其流动性。红细胞膜的骨架蛋白构成纤维网状结构，通过膜蛋白与脂双层联系在一起。膜的弹性主要来自骨架蛋白，网状结构使红细胞具有一定的机械强度，抵抗剪切力；黏性来自于膜的脂双层流动性。这一结构如果出现缺陷或异常均可引起一系列疾病，也将影响红细胞的变形性。红细胞几何形状的影响：正常红细胞为双凹圆盘形，其表面积与体积的比值较大，这有利于红细胞在发生各种变形时不必增加表面积，红细胞在表面积和体积不变的情况下可被拉伸至原长的 230%。因此双凹圆盘的形状为红细胞变形提供了条件，若红细胞表面积与体积的比值变小，红细胞的变形性将下降。红细胞内液的黏度受血红蛋白浓度和血红蛋白理化性质的影响，正常红细胞平均血红蛋白浓度 330 $g \cdot l^{-1}$ 左右，其内黏度约为 7 $mPa \cdot s$，当平均血红蛋白浓度增高时，红细胞内黏度呈指数增长，内液黏度上升使细胞内液流动的阻力增加，“坦克履带式运动”受到影响，红细胞变形性下降。球形红细胞增多症和一些血红蛋白病中红细胞内黏度增高，红细胞变形性变差。上述三个因素中，任何一个发生异常，均会使红细胞变形性降低。

此外，血浆渗透压，血液 pH 值，温度，氧分压等外部因素都将影响红细胞的变形性。

二、红细胞变形测量方法

测定红细胞变形性的方法有很多，从原理上可分为二类：一类是利用红细胞悬浮液，间接估测红细胞群体的平均变形性大小。如微孔过滤法，激光衍射法等；第二类是利用单个红细胞测定其变形能力和细胞膜的力学特性，如微吸管法，底面附着法，电子自旋共振法等。

1. 激光衍射法

其原理如图 22－1 所示。它的核心部分是两个同轴的透明圆筒和光路系统。将用黏性缓冲液稀释的红细胞悬浮液注入内外圆筒的间隙中，当外圆筒旋转（或内筒旋转）时便有切应力作用于红细胞，使其在力的方向上被拉伸成椭圆形。细胞所受切应力近似为

$$\tau = \frac{2\pi R\eta N}{60d} \qquad (22-1)$$

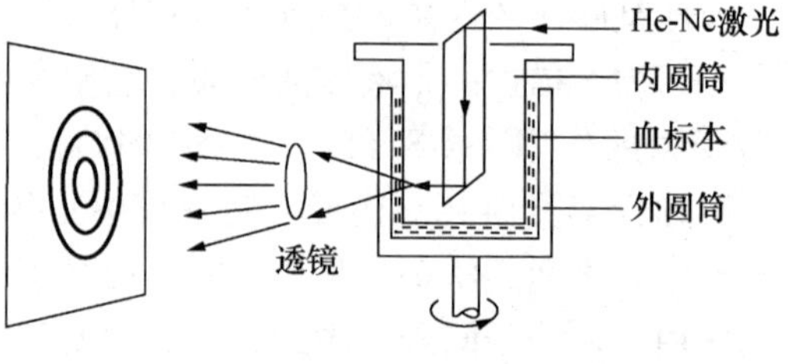

图 22－1　激光衍射仪工作原理示意图

式中：η 为悬浮液黏度，N 为圆筒每分钟转数，d 为两筒间隙，R 为内筒半径。

悬浮液中的红细胞相当于在空间随机分布的形状和大小基本一致的颗粒，当一束激光（He-Ne）垂直射入红细胞悬浮液层时便产生衍射，得到反映细胞

形状变化的由红细胞群体衍射叠加而成的衍射图。静态下双凹盘形的红细胞产生圆形的衍射图；在切应力作用下变成椭圆形的红细胞产生椭圆形衍射图，两者具有相同椭圆度，只是方向相差 90°，即衍射图的长轴对应于细胞的短轴，衍射图的短轴对应于细胞的长轴。可以通过红细胞衍射图横轴和纵轴长度的变化判断红细胞的变形能力。衍射图纵、横轴不等长，两轴长度相差越大，表示红细胞变形性越好，反之，变形性则差。早期通过照相的方法获得红细胞的衍射图像的照片，测量中心衍射亮斑的横轴和纵轴长度。现在可以用数码相机等设备获得图像，并在计算机上进行分析、处理，不仅可以获得细胞变形程度的信息，还可以根据图像了解被测样品中变形细胞与未变形细胞的比例。

本实验中使用的激光衍射仪由单片机控制，可连续检测红细胞在不同切应力下的变形情况，用变形指数（deformation index，DI）来描述红细胞的变形能力

$$\mathrm{DI}=\frac{I_A-I_B}{I_A+I_B} \tag{22-2}$$

式中：I_A 为衍射环纵轴方向的光强度，I_B 为衍射环横轴方向的光强度。利用光电转换装置将衍射图纵、横轴的长度转变为电信号，通过模-数转换由计算机记录和处理数据，可以得到红细胞变形指数随切变率或切应力变化的关系曲线。

2. 微孔滤过法

其原理是在一定的压力下，让红细胞悬浮液通过直径为 3～5 μm 的微孔，根据血样滤过的时间判断红细胞的变形性，此类仪器的关键部件是微孔滤过装置，要求孔的大小一致，分布均匀，目前多用核孔膜或金属微孔筛板。采用的指标为滤过指数（filtration index，FI）

$$\mathrm{FI}=\frac{t_{\mathrm{b}}-t_{\mathrm{s}}}{t_{\mathrm{s}}H} \tag{22-3}$$

式中：t_{b} 为红细胞悬浮液流过所需的时间，t_{s} 为对照缓冲液流过所需的时间，H 为红细胞悬浮液的红细胞压积。当红细胞变形性降低时，t_{b} 增大，滤过指数变大。

3. 微吸管法

在显微操作台上，用内径 3～5 μm 的微管，以一定的负压吸吮红细胞。测量红细胞在一定负压下被吸入部分的长度；或在一定管径下，红细胞完全被吸入所需的最小的负压；也可以测量红细胞被吸入的长度与吸吮时间的相互关系等来评价红细胞的变形性。此法只能测量单个红细胞变形性，不易对群体变形性作出准确的判断，且操作繁琐，一般用于实验室研究。

▶实验仪器

本实验采用激光衍射法测量红细胞变形性，所用仪器、试剂如下：

自动激光衍射仪，离心机，试管，加样器，PBS 缓冲液，15%PVP 缓冲液，戊二醛溶液，经肝素抗凝的新鲜兔血。

▶实验内容

一、必做内容：测量红细胞的变形能力

1. 获取红细胞。采集抗凝的新鲜兔血分装置离心管中，放入离心机，在 4 000转/分下离心 5 分钟，弃上层血浆及白细胞，加入 PBS 缓冲液（与血细胞之比为 10∶1）再放入离心机，在 4 000 转/分下离心 5 分钟，弃上清液，如此清洗两次，获得红细胞。

2. 制成硬化红细胞。用清洗后的红细胞与 PBS 缓冲液配成约 20%压积的红细胞悬浮液，按细胞悬浮液体积 5%的量加入戊二醛溶液，摇匀放置 30 分钟，使红细胞硬化。然后，用 PBS 缓冲液清洗三次终止反应，制成硬化红细胞。

3. 取正常红细胞和硬化红细胞，按不同比例配制被测红细胞，取 10 μl 被测红细胞加入 5 ml 15% PVP 缓冲液中，制成红细胞悬浮液。

4. 将自动激光衍射仪的测量温度设置为 37℃，切变率设为 1 000 s^{-1}。将样品上机测量，并比较所得结果。

二、选作内容

将正常红细胞分成若干份，分别加入不同量的戊二醛溶液，对细胞进行不同程度的固定，上机测量，研究红细胞变形能力与固定程度的关系。

思考题

1. 从光的衍射角度考虑如何在衍射图像中分析已变形细胞与未变形细胞的比例。

2. 在上述测量中，红细胞变形指数 DI 表示的是红细胞变形的程度还是可变形红细胞所占的比例？

（孙大公）